쑥쑥 크는
아이는
이유가 있다

세 살부터 준비하는 평생 키 성장 프로젝트

쑥쑥 크는 아이는 이유가 있다

· 조유나 · 노수진 지음 ·

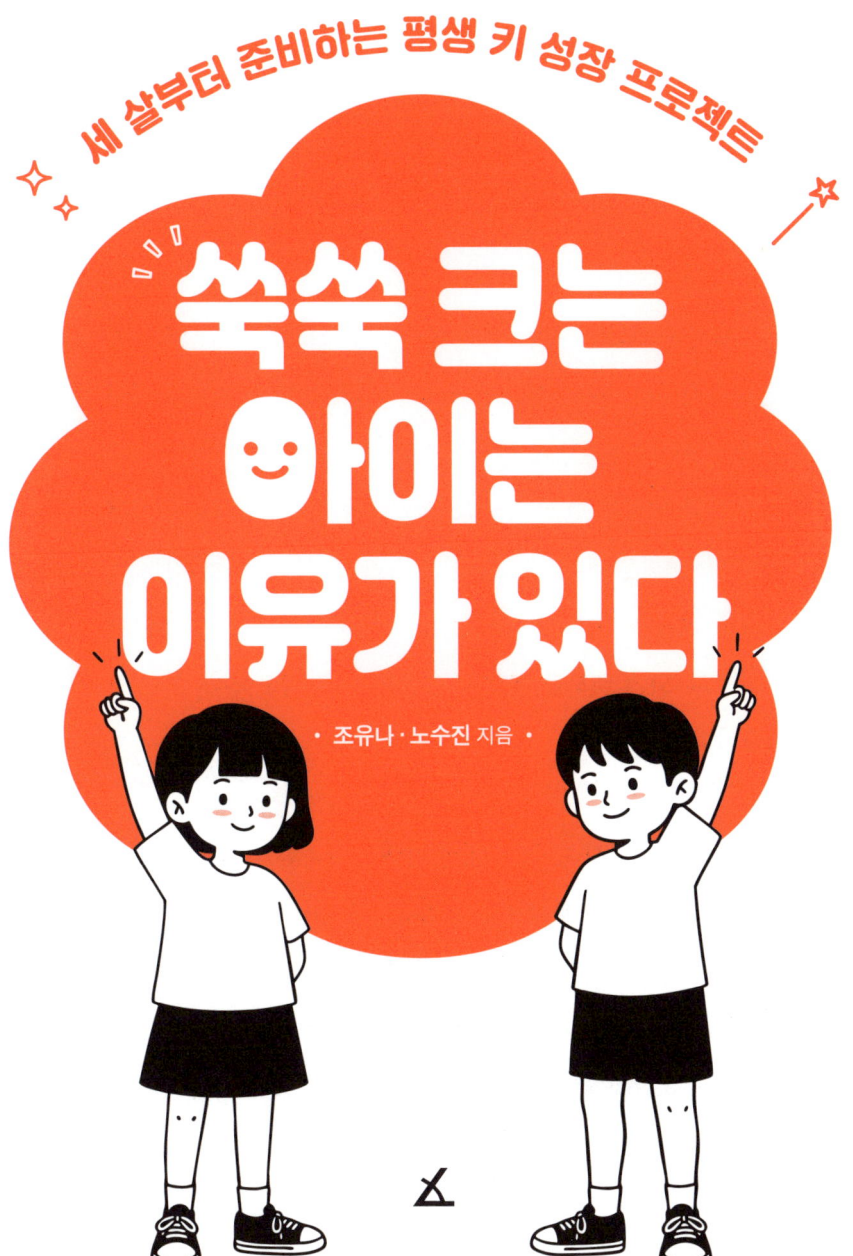

세계적으로도 유례없이 빠른 속도로 키가 자라고 있는 한국 사회에서, 이제 '성장'은 단순한 신체 발달의 문제가 아니라 경쟁력의 일환으로 인식되고 있습니다. 실제로 지난 100년간 한국 여성의 평균 키는 20.2*cm*, 남성은 15.2*cm*가량 증가했으며, 이는 전 세계에서 가장 큰 폭의 성장입니다. 이러한 놀라운 변화는 의료 기술의 발전과 더불어 영양 상태, 생활 환경, 그리고 무엇보다 부모의 관심과 노력 덕분이라 할 수 있습니다.

현대 사회에서 큰 키에 대한 기대는 단순한 외형을 넘어 자존감, 진로, 대인 관계에까지 영향을 미칩니다. 특히 IT와 미디어의 발달로 시각적인 인상이 중시되면서, 부모들은 유아기부터 식단을 조절하고 운동을 시키며, 다양한 건강기능식품과 치료법을 찾아 나섭니다. 그만큼 신뢰할 수 있는 정보에 대한 갈증도 큽니다.

'성장의학Auxology'은 아이의 신장 발달을 중심으로, 내분비학, 영상의학, 소아정신과, 영양학, 스포츠의학, 심리학 등을 아우르는 다학제적 의학 분야입니다. 그러나 국내에서는 이처럼 포괄적이고 실질적인 내용을 한눈에 볼 수 있는 전문 도서가 드물었습니다. 이 책『쑥쑥 크는 아이는 이유가 있다』는 그런 면에서 매우 반가운 성과입니다. 조유나, 노수진 두 저자는 대한성장의학회 부회장으로 활동하며 오랫동안 성장 분야의 임상과 연구를 병행해 왔고, 수많은 아이들을 진료해 온 경험을 바탕으로 부모들이 가장 궁금해하는 질문에 명쾌한 해답을 제시하고 있습니다.

이 책은 성장 클리닉 진료실에서 미처 나누지 못한 질문과 이야기를 정리한 실전형 가이드북이자, 성장의학의 핵심을 일목요연하게 풀어낸 교과서입니다. 성장판, 유전, 사춘기, 식습관, 수면, 운동 등 성장에 영향을 미치는 복합 요소들을 균형 잡힌 시각으로 설명하며, 과잉 정보 속에서 길을 잃기 쉬운 부모들에게 실질적인 기준점을 제시합니다. 앞으로 성장의학의 대중화와 올바른 정보 전달에 이 책이 기여할 것이라

확신하며, 두 저자의 헌신과 열정에 찬사를 보냅니다. 대한민국 아이들의 건강하고 행복한 성장을 바라는 모든 이에게 이 책을 권합니다.

대한성장의학회장

이창헌

맘카페에도 나오지 않는
성장의 진짜 답을 알려드립니다

전공의 시절, 소아발달을 주제로 석사논문을 쓰면서 아이들의 발달과 성장, 부모님들의 걱정에 대해 접할 기회가 많았습니다. 이때까지만 해도 제삼자이자 의사라는 입장에서 피상적으로 바라봤는데 막상 두 아이의 부모가 되고 보니 저도 같은 문제들을 고민하게 되더군요.

왜 우리 아이는 배밀이가 느리지? 다른 친구들은 다 걷는데, 우리 아이만 왜 못 걷지? 이런 부분은 잘하는데, 다른 건 왜 못하지? 이런 사소한 발달부터, 너무 빨리 키가 크는데 괜찮은 건가? 치아가 너무 빨리 빠지는데 괜찮은 건가? 등등,

꼬리에 꼬리를 무는 걱정이 생겼습니다. 그런데 이런 부분은 의학 전공서에도 나오지 않고 교수님께 여쭈어도 명쾌한 대답을 듣기 어려웠습니다. 결국 인터넷 커뮤니티나 검색 엔진에 의존할 수밖에 없더군요. 때마침 대학 선배님과 만날 기회가 있었는데, 성장에 대해 고민하는 의사들이 모인 모임이 있다면서 함께 공부해 보지 않겠냐는 제안을 주셨습니다. 좋은 기회라 생각하고 합류했습니다.

같은 고민을 하는 분들을 여럿 만나 함께 걱정을 나누고 토의하다 보니, 그동안 궁금했던 부분들, 엄마들의 입에서 입으로 전해져 오던 이야기들이 점차 명확해지고 구체적으로 정리되었습니다. 이론과 실생활이 맞물려 성장 발달의 체계가 잡히니 병원에 방문하는 아이들과 부모님들께 좀 더 명료하게 말씀드릴 수 있었고, 개인적으로는 매우 뿌듯하고 보람찼습니다.

노수진 원장님과의 인연도 이 모임에서 시작되었습니다. 노수진 원장님과는 비슷한 배경으로 이야기가 서로 잘 통했고, 진료를 보면서 궁금했던 부분, 아이를 키우면서 궁금했던 부분들을 상의할 수 있었습니다. 역시 같은 고민을 하는 분과의 대화는 즐거웠고, 유익한 정보들을 많이 나눌 수 있었습니다. 그러다 보니 주변 어린이집 단체 및 초등학교, 보건소에서 자문을 구하는 일들이 생기기 시작했고, 나아가 그동안 많은 관심을 기울이던 발달장애를 가진 친구들의 문화예술체육활동을 돕는 단체에서도 주치의를 맡게 되었습니다.

저와 같은 고민을 하는 많은 부모님께 조금이나마 도움이 되고자, 이런 경험을 살려 편히 읽을 수 있는 글로 이야기를 풀어보기로 했습니다. 부디 저의 고민과 해답이 여러분의 고민과 맞닿아 또 하나의 길잡이가 될 수 있기를 바랍니다.

조유나

누구 하나 소외되지 않도록
몸의 키처럼 마음의 키도 살펴주세요

　재활의학 분야 중에서도 소아재활은 가장 소외된 아이들을 만나는 분야입니다. 남들보다 조금 느리게 크는 아이들과 함께하는 분야이죠. 저 스스로는 장애가 있는 아이에 대한 편견이 없었기에, 조금 느린 아이들이 병원에 오가며 교육이나 일반적인 성장에서 소외되는 부분이 안타깝게 여겨졌습니다. 나름대로 이를 극복하기 위해 경기도 최초로 중도 중복 장애 학생을 위한 병원 학교도 설립한 적이 있습니다. '꿈나래 학교'라는 이름을 가지고 있었고, 포부도 컸습니다. 그런데 아이들을 교육하고 진료하는 데에는 큰 자본이 들더군요. 무상으로 교육받을 때는 몰랐던 재정적인 어려움이 컸고, 의지만으로는 운영이 어려워 결국 1년 만에 문을 닫게 되었습니다. 나름 준비를 많이 했고, 꿈이 컸던 터라 상실감이 컸습니다.

이때 큰 시스템을 변경하는 것도 좋지만, 아이들이 다른 아이들과 다르지 않게 비슷한 외모를 갖추고 비슷하게 자라는 것만으로도 도움이 되지 않을까 싶은 생각이 들었습니다. 터너증후군, 다운증후군 등의 아이들에게 성장호르몬 치료를 적용할 수 있는지 진료하던 아이들을 보며 고민하기도 했습니다. 사실 대학병원에서 수련할 때는 몇몇 소아내분비질환을 제외하고는 접하지 않았던 성장에 대한 분야를 그때 처음 깊이 들여다보았습니다. 그 후 복합 기형이나 성장호르몬 결핍이 있는 아이들은 성장호르몬 치료만으로도 성장과 발달에 상당한 도움이 될 수 있다는 확신을 얻게 되었고, 일반적인 성장 클리닉 진료와는 조금 결이 다른 성장 치료를 시작하게 되었습니다.

그렇게 소아청소년과는 아니지만 성장 클리닉을 함께 진료하며 점점 관심과 흥미가 높아질 무렵, 조유나 원장님을 만났습니다. 조유나 원장님은 비슷한 또래임에도 당차고 멋있어

보였습니다. 그런 분께서 워크숍에서 "수진쌤은 성장호르몬 맞히실 거예요?" 하고 물어보시는 겁니다. 저는 조금 놀라면서도 익숙한 기시감이 들었습니다. 그 질문은 진료실에서 다른 부모님들께 매일 받는 질문이었기 때문입니다. "선생님 아이라면 맞히실 건가요?" 그때 왠지 모를 친밀감이 느껴졌습니다. 알고 보니 아이들도 비슷한 또래이고, 또 엄마로서 성장과 발달을 지켜보는 면이 비슷했습니다. 그래서 엄마의 마음으로 다른 부모들도 궁금해하는 것을 책으로 풀어보자고 의기투합하게 되었습니다.

작년에는 대전교육청에서 주관하고 제가 근무하는 병원에서 시행한 '바른 성장 프로그램(성장판 검진)'을 맡아서 진행하였습니다. 대전에서 키가 하위에 속하는 아이들을 전수조사하는 프로젝트였습니다. 성장과 발달은 누구도 소외되지 않아야 하는 부분인데 의외로 치료가 필요한 아이들도 많고, 병원에 왜 와야 하는지 모르는 가정도 많았습니다. 그래서 꼭 알려드리고 싶은 마음이 들었습니다. 이럴 땐 병원에 오세요, 이럴 땐 이런 고민을 해보세요, 하고 곁에서 조언해 주는 사람이 되고 싶었습니다.

저 또한 5세 아이를 키우는 어머니입니다. 소아 발달 진료를 하는 아동 전문가이기에, 아이 키우기는 껌 씹기처럼 쉬울 줄 알았습니다. 그런데 웬걸요. 세상에서 가장 어려운 것이 우리 아이 키우는 것이더군요. 저희 아이는 성장판 검사 한번 해보자고 엑스레이실에 데리고 들어가는 것도 곤욕을 치러야 할 정도입니다. 그래서 더더욱 부모님의 마음을 잘 알고 있습니다.

성장이 늦어서, 혹은 너무 빨라서, 혹은 보통임에도 불안감을 느끼거나 고민이라면 언제든 이 책을 펼쳐주세요. 여러분의 성장 주치의가 되어드리겠습니다.

노수진

차례

CHAPTER 1 유전보다 더 중요한 것들

CHAPTER 4 성장 가속페달을 밟는 생활습관

CHAPTER 5 진실 혹은 거짓, '카더라 통신'과 속설

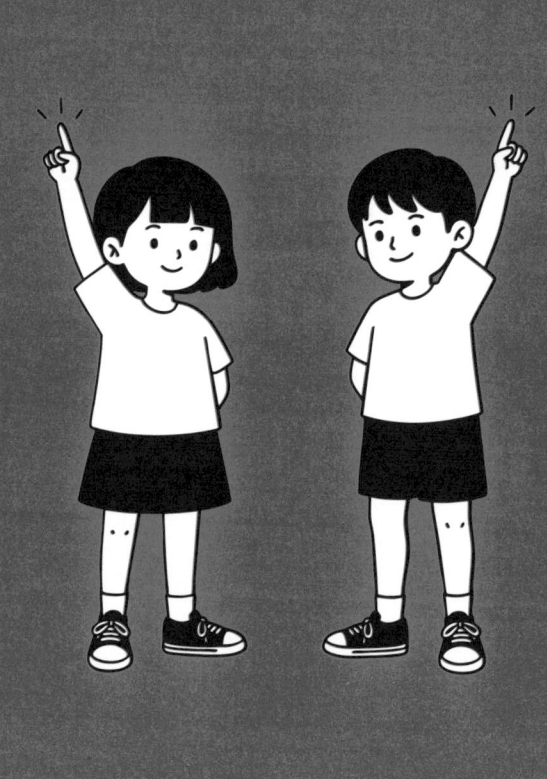

유전보다
더 중요한 것들

타고난 키를 정말 바꿀 수 있어요?

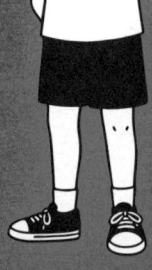

☑ 60~80%는 유전이지만 20~40%는 변화 가능

☑ 유전은 한계인 동시에 성장 스위치

☑ 타고난 키보다 크려면 2차 급속 성장기를 노려야

키라는 건 참 묘합니다. 어릴 땐 "나는 얼마나 클까?" 하는 호기심이 설렘처럼 다가오지만, 성인이 되면 그 키가 마치 바꿀 수 없는 운명처럼 느껴지기도 하지요. 키를 바꿀 수 있냐는 질문에 결론부터 말하자면, 완전히 바꿀 수는 없지만 얼마든지 '달라질' 수는 있습니다.

유전은 분명 키에 큰 영향을 미치는 요소입니다. 연구에 따르면 키의 60~80%는 유전적 요인으로 설명됩니다. 식습관과 같은 생활 태도까지 유전이라면 유전의 비율은 더 높아지지요. 부모의 키를 보면 아이의 대략적인 성장 범위를 예측할 수 있는 것도 사실입니다. 아무리 노력해도 평범한 키의 부모 밑에서 태어난 아이가 NBA 농구선수처럼 커질 순 없지요. 그러나 주어진 가능성 안에서 최대한의 성장을 끌어내는 것은 충분히 가능합니다.

주목해야 할 부분은 유전을 걷어내고 남는 20~40%의 환경적 요인입니다. 식습관, 수면, 운동, 스트레스, 건강 상태 같은 환경 요인들이 어떻게 작용하느냐에 따라, 아이의 성장 경로는 얼마든지 달라질 수 있습니다. 말하자면 유전이라는 설계도 위에 어떤 자재를 쓰고, 시기에 맞추어 얼마나 잘 시공

하느냐에 따라 최종 결과물인 키는 크게 달라지는 셈입니다. 유전은 한계인 동시에 성장 스위치입니다. 부모가 어떤 환경적 스위치를 켜주느냐에 따라 아이의 성장 여정은 달라질 수 있습니다.

사람은 두 번의 급속 성장기를 겪습니다. 첫 번째는 생후 2년까지로 거의 모든 아이가 비슷한 시기에 경험합니다. 하지만 2차 급속 성장기는 조금 다릅니다. 대략 12세에서 16세라고 할 정도로 스펙트럼이 넓고, 얼마나 성장할지도 모두 다릅니다. 성장 클리닉에서 말하는 성장의 골든 타임이 바로 이 시기가 오기 직전까지입니다.

중요한 건, 이 두 번째 급성장 시점이 상당 부분 유전적으로 결정된다는 사실입니다. 즉, 유전적 성장 스위치가 언제 켜질지를 예측할 수 있다면, 그 시기 전까지 필요한 치료와 관리를 병행해 성장 잠재력을 최대한 끌어올릴 수 있습니다. 이런 이유로 성장 클리닉에서는 뼈나이, 호르몬 수치, 이차성징의 징후 등을 종합적으로 분석해 아이마다 다른 '성장의 골든 타임'을 예측합니다. 이 시기를 놓치지 않고 적절히 개입하면, 아이의 성장 가능성은 유전의 한계를 넘어설 수 있습니다.

쑥쑥 크는 아이는 이유가 있다

이 과정은 단지 키를 키우기 위한 관리만을 말하는 것이 아닙니다. 성장은 몸에서만 일어나는 게 아니며, 어쩌면 더 중요한 성장은 마음의 성장일 수 있습니다. 아이의 성장 가능성을 넓히는 과정은 아이의 마음, 즉 정서에도 큰 영향을 미칩니다. 적절한 의료와 생활습관의 개선으로 건강한 체형이 뒷받침되면, 자신감이 생기고 더불어 사회성도 발달합니다. 전반적인 선순환이 일어나는 것입니다. 이것이야말로 진정한 성장입니다.

결국 중요한 건, '키를 바꿀 수 있느냐'가 아닙니다.

"나는 지금 내 아이의 몸과 마음의 가능성을 얼마나 잘 키워주고 있을까?"

이 질문이 훨씬 더 중요합니다. 부모가 물려주는 유전자는 가능성을 품은 씨앗입니다. 그 씨앗이 어떤 흙에 뿌려지고, 얼마나 좋은 햇빛과 물을 받느냐에 따라 전혀 다른 나무로 자라날 수 있습니다. 성장은 정해진 수치가 아니라, 지금의 선택과 돌봄으로 얼마든지 달라질 수 있는 가능성의 여정입니다.

엄마와 아빠 중,
누구의 키가
더 중요한가요?

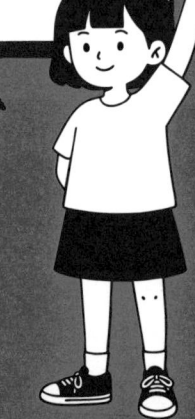

☑ 유전적으로 부모의 키가 모두 반영
☑ 예상 키 계산법은 참고로 활용
☑ 부모 중 한 명이라도 평균보다 작으면 주의!

"부모 중 누구를 더 닮았을까요?"

성장 클리닉을 찾는 부모님이 자주 묻는 질문입니다. 특히 아이가 또래보다 작거나 키에 민감한 시기일수록, 부모님의 관심은 자연스레 유전으로 향하게 됩니다. "엄마가 작아서 키가 작은 걸까요?", "아빠가 크니까 아직 기대해 봐도 괜찮겠죠?" 같은 질문이 나올 수밖에 없지요.

2021년 5월, 세계적인 유전학 학술지 《네이처 제네틱스 Nature Genetics》에는 주목할 만한 연구가 실렸습니다. 키 성장에 엄마의 유전자가 약간 더 큰 영향을 미칠 수 있다는 내용이었습니다. 세포 내 미토콘드리아는 독립적인 DNA를 가지고 있으며 주로 모계 유전되는데, 이 미토콘드리아 DNA가 키와 수명 같은 신체적 특징에 중요한 영향을 준다는 것입니다.

하지만 여전히 의학계에서는 부계냐 모계냐를 두고 의견이 분분합니다. 실제로 아이의 키는 엄마와 아빠, 그리고 그 윗세대의 다양한 유전 정보가 복합적으로 작용하기 때문에, 어느 한쪽이 절대적으로 더 중요하다고 단정할 수는 없습니다. 클리닉에서 다양한 사례를 접한 경험으로 볼 때, 양쪽의 유전적 영향은 대체로 비슷하게 작용하는 경우가 많습니다.

부모님들이 아이의 키를 가늠할 때 가장 흔히 사용하는 방식은 MPHMid-Parental Height 공식입니다. 실제로 클리닉을 찾는 부모들 대부분이 이 공식을 직접 계산해 본 경험이 있다고 말합니다.

$$\text{남자아이:} \quad \frac{\text{(아빠 키 + 엄마 키)}}{2} + 6.5\text{cm}$$

$$\text{여자아이:} \quad \frac{\text{(아빠 키 + 엄마 키)}}{2} - 6.5\text{cm}$$

최근에는 한술 더 떠 '엄마 유전형', '아빠 유전형'에 따른 변형된 계산법도 온라인상에 떠돌고 있습니다. 두 사람의 평균치가 아닌, 부모 중 한 사람의 유전자를 더 많이 받았을 경우에는 이렇게 계산한다고 합니다.

엄마 유전 남자아이: 엄마 키 + 13(±3)cm

엄마 유전 여자아이: 엄마 키 ± 3cm

아빠 유전 남자아이: 아빠 키 ± 3cm

아빠 유전 여자아이: 아빠 키 − 13(±3)cm

쑥쑥 크는 아이는 이유가 있다

사실 의료진들도 첫 진료 시에는 대략적인 예상 키를 가늠해 보려고 MPH 공식을 종종 사용합니다. 정밀 검사 전에 대략적인 추세는 파악할 수 있기 때문입니다. 이 계산에서 산출된 키보다 아이의 최종 예측 키가 5㎝ 이상 작을 때는 의학적인 경고 신호로 판단합니다.

그러나 키 계산 공식은 어디까지나 확률적 예측일 뿐, 실제 결과를 정확히 예측하지는 못합니다. 뼈나이(골연령)나 성장판 상태, 영양, 운동, 수면, 건강 상태 같은 환경적 변수들이 크게 작용하기 때문입니다.

키 유전과 관련해 진료 현장에서 강조하는 포인트는 따로 있습니다. 바로 "누가 더 크냐"보다 "누가 평균보다 작냐"입니다. 엄마든 아빠든, 어느 한쪽이 평균보다 작다면 아이의 키도 작아질 가능성이 높아집니다. 아무리 한쪽 부모의 키가 크더라도 다른 부모가 눈에 띄게 작다면, 그 유전적 영향력을 무시할 수 없습니다. 이럴 경우, 아이의 성장 가능성을 한 번쯤 전문가의 시선으로 점검해 보는 것이 좋습니다.

003

또래들과 엇비슷한데 그럼 괜찮은 거 아닌가요?

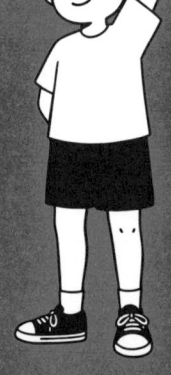

☑ 생각보다 넓은 의학적 정상 범위

☑ 정상이었다가 갑자기 성장세가 둔화되기도

☑ 꾸준한 관찰과 기록이 중요

우리 아이 키가 평균인지 그에 못 미치는지는 대부분의 부모님이 알고 있습니다. 한국에서는 영유아 검진이 필수라, 아주 어릴 때부터 병원에서 주기적인 검진을 받기 때문에 키 성장 그래프가 눈에 익은 분도 많을 것입니다.

다음 페이지의 그래프는 3~97%까지의 성장 수치를 나타낸 것으로, 이 안에만 있으면 의학적으로 정상이라고 봅니다. 예를 들어 10세 남아의 경우, 128~150㎝까지가 '정상'입니다. 이렇게 보면 정상의 범위가 매우 넓지요. 그래서 가끔은 정상 속에 숨은 '이상 조짐'을 구별하지 못하는 경우가 있습니다.

또래 아이들끼리 노는 모습을 보고 '우리 아이도 조금 작을 뿐 엇비슷하네' 하고 넘어갈 수도 있습니다. 하지만 눈대중으로 보았을 때 조금 작아 보인다면 실제로는 꽤 많이 작을 수 있습니다. 어른의 눈높이에서는 비스듬하게 내려다보기 때문에 키 차이를 정확하게 가늠하기 어렵습니다. 그래서 주변 아이들과의 키 차이를 관찰하고, 아이가 얼마나 자랐는지 따로 기록하는 습관이 필요합니다. 또래와 비슷했는데 이제는 조금 작아 보인다면, 정상 곡선으로 크다가 성장이 둔화한 것이기 때문입니다.

남자 3~18세 신장 백분위수

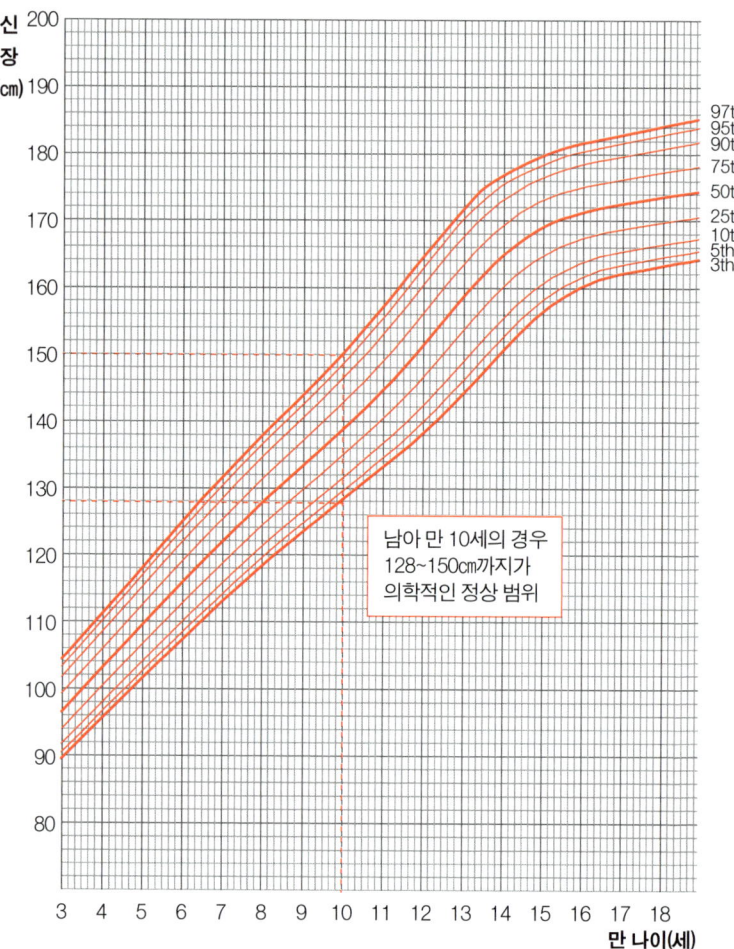

남아 만 10세의 경우
128~150㎝까지가
의학적인 정상 범위

출처: 한국인 소아청소년 성장 도표(국민건강영양조사)

쑥쑥 크는 아이는 이유가 있다

여자 3~18세 신장 백분위수

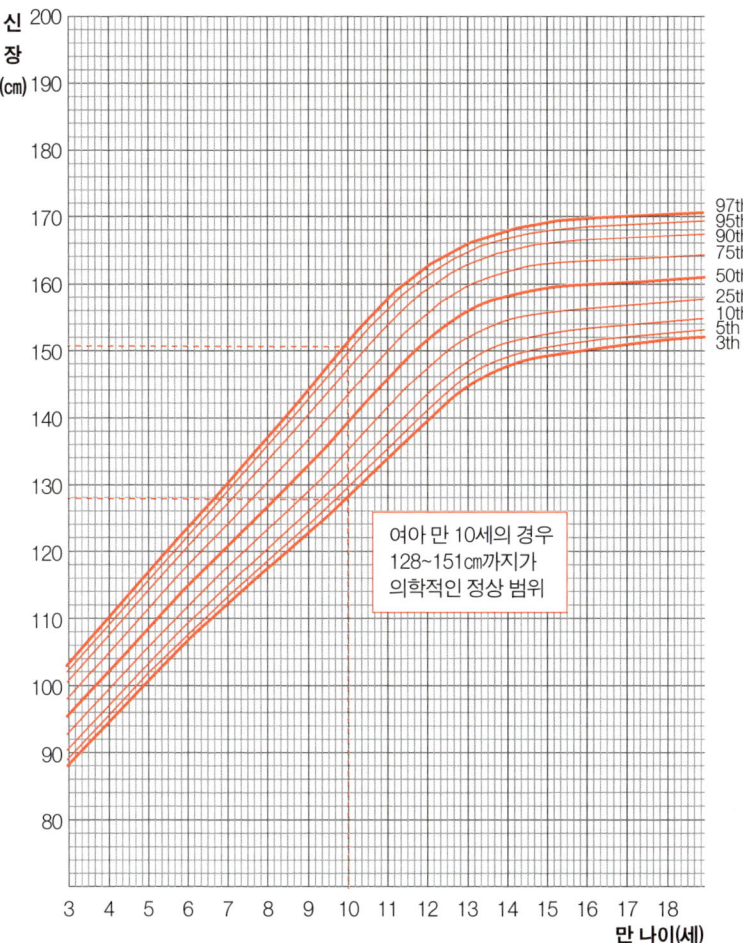

신장 (cm)

여아 만 10세의 경우
128~151cm까지가
의학적인 정상 범위

97th
95th
90th
75th
50th
25th
10th
5th
3th

만 나이(세)

출처: 한국인 소아청소년 성장 도표(국민건강영양조사)

일반적으로 만 5세부터는 연간 성장 속도를 객관적으로 평가할 수 있기 때문에, 이 시기부터 정기적인 키 추적 관찰이 필요합니다. 영유아기의 평균 성장 수치는 1년에 약 7~8cm이고, 초등학교에 입학하면서부터는 5~6cm 정도입니다. 만약 4cm 미만으로 자란다면, 평균 키라고 해도 성장에 빨간불이 켜진 것일 수 있으니 병원에 방문하는 게 좋습니다. 또한 갑자기 체중이 늘거나 줄어드는 것도 위험 신호이므로, 체중 변화와 함께 키 성장이 정체되지는 않는지 면밀하게 관찰해야 합니다. 키만큼이나 중요한 것이 체중입니다. 비만, 저체중 등의 몸무게 이상은 성인 최종 키에 큰 영향을 주기 때문입니다. 눈대중과 어림짐작으로 판단하기보다는 아이의 키와 몸무게를 기록으로 남기기를 추천합니다.

성장 클리닉은 성장 백분위가 낮은 아이만 가는 곳이 아닙니다. 과거에는 성장 클리닉 방문을 부끄러워하고 숨기기도 했지만, 요즘 아이들은 오히려 자랑스럽고 자신 있게 진료받는 경우가 많습니다. 성장 클리닉은 성장 속도의 변화, 키 성장 그래프에서의 위치 변화, 뼈나이와 실제 나이의 불일치, 사춘기 발현 시기 등 미세한 이상 조짐을 조기에 발견하는 곳입

쑥쑥 크는 아이는 이유가 있다

니다. 정상 범주 안에서도 위험 신호는 충분히 감지될 수 있으며, 조기에 개입할수록 치료의 폭이 넓어집니다. 또래와 엇비슷한 눈대중 키나 '정상'이라는 말에 안심하기보다, 정기적인 측정과 세심한 추적 관찰이 더더욱 중요한 이유입니다.

TIP **성장 검사가 반드시 필요한 상황**

✔ 키가 또래 평균보다 10% 이상 작을 경우
✔ 키가 또래 평균보다 10㎝ 이상 차이가 나는 경우
✔ 1년간 키가 4㎝ 미만으로 자랐을 경우
✔ 부모 중 한 명 이상이 평균보다 키가 작은 경우
✔ 사춘기 증상이 또래보다 빠르거나 너무 늦은 경우
✔ 최근 갑자기 체중이 늘거나 줄며 키 성장이 정체된 경우
✔ 키가 갑자기 확 크는 경우

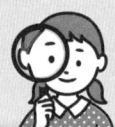

유전을 뛰어넘어
훌쩍 성장한 아이들

1년 만에 10㎝가 훌쩍!

9세 8개월의 초등 3학년 여아가 아버지의 손을 잡고 클리닉을 찾았습니다. 아이는 키 순서로 섰을 때 반에서 두세 번째에 속하는 작은 키였고, 일 년에 5㎝ 정도 자란다고 했습니다.

부모님의 키를 보니 아버지의 키가 168㎝로 상대적으로 작은 편이었습니다. 165㎝로 평균보다 큰 편인 어머니는, 딸의 키가 작은 이유를 남편에게서 찾았고, 이 문제로 종종 부부싸움을 벌였다고 합니다. 어머니는 성장 클리닉을 가보자고 했지만, 아버지는 어린 나이에 주사를 맞는 게 탐탁지 않았습니다. 하지만 자신을 탓하는 가족 분위기 때문에 고민 끝에 클리닉에 방문했다고 털어놓았습니다.

기본 검사 후 아이는 바로 성장호르몬 주사를 맞기 시작했습니다.

균형 잡힌 식사와 함께 운동도 병행하자, 1년 만에 10㎝ 정도 훌쩍 커버리며 반에서 중간 정도의 키를 갖게 되었습니다. 처음에는 회의적이었던 아버지도 1년 간의 변화에 무척 기뻐하며 꾸준한 치료를 다짐했습니다. 아이는 지금도 성장 클리닉에 주기적으로 다니며 적절한 관리를 받고 있습니다.

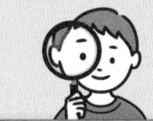

매해 4㎝씩 자라던 키가 8㎝씩 쑥쑥!

13세 남자아이가 부모님과 함께 클리닉을 찾았습니다. 아이의 키는 163㎝로, 1년에 4㎝ 정도씩 자라왔다고 했고, 부모님은 각각 168㎝와 155㎝로 아담한 체격이었습니다. 어머니의 소원은 소박했습니다.

"그냥, 아빠만큼만이라도 크면 좋겠어요."

검사해 보니 뼈나이가 실제 나이와 거의 일치하는 상태였습니다. 이 시기 아이들은 뼈나이가 실제 나이보다 조금 느린 게 일반적입니다. 뼈나이와 실제 나이가 같다는 건 좋은 신호는 아닌 셈이지요.

부모님은 바로 치료를 원하셨고, 성장호르몬 주사 치료를 시작했습니다.

  물론 매일 주사를 맞는 건 아이에게도 부모님에게도 쉬운 일은 아니었습니다. 하지만 세 식구가 모두 의지를 가지고 영양 관리와 운동까지 성실히 병행해 주었습니다.

  특별한 이상이 없었던 덕분에 점차 진료 간격을 늘려가며, 6개월마다 혈액검사와 뼈나이 검사로 성장을 관찰했습니다. 치료는 아이의 성장판이 닫히기까지 약 4년간 이어졌고, 아이는 해마다 8㎝씩 자라더니 고등학교 2학년 무렵에는 178㎝의 키를 기록했습니다. 농구부에서도 반 대표로 활약하며 활기차게 학교생활을 이어가고 있다고 했습니다. 약 4년간의 대장정 끝에 맞이한 값진 결과에 부모님과 아이, 그리고 저까지 모두 활짝 웃을 수 있었습니다.

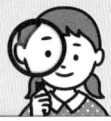

부계 가족력을 이겨낸 자매

또래보다 점점 작아지고 있다는 9세 여아가 내원했습니다. 어머니는 162㎝의 평균 키였지만 아버지는 165㎝ 정도로 원래 아버지 쪽 가족들이 모두 키가 작은 편이라 오래전부터 아이의 성장을 예의주시했다고 합니다. 영유아기에는 다행히 다른 아이들과 비슷하게 성장했지만, 점점 성장이 더뎌지더니 9세경에는 반에서 제일 작은 키로 내려앉았습니다. 다급한 마음에 더는 늦으면 안 될 것 같아 성장 클리닉 문을 두드렸다고 합니다.

뼈나이를 측정해 보니 실제 나이인 9세보다 2년이나 앞선 11세로 나왔습니다. 이를 토대로 추정한 예측 키는 155㎝ 정도라 바로 정밀 검사를 진행했습니다.

사실 부모님과 면담하며 한 가지 걸리는 부분이 있었습니다. 키가 모두 작다는 아버지 쪽의 가족력을 들으니, 아무래도 진단되지 않은 성조숙증이 의심됐습니다. 아이에게 아직 이차성징은 보이지 않았지만, 혹시나 하는 마음에 성조숙증 검사 또한 진행했습니다. 호르몬 수치로는 명확한 성조숙증이 아니었지만, 뼈나이가 빠르다는 점과 가족력을 고려해 이 부분도 함께 치료하기로 했습니다.

치료를 시작하며 아이는 정기 검진 때마다 부쩍 큰 모습으로 나타나고 있습니다. 부모님도 이제는 한시름 놓으신 듯합니다. 동생도 작은 편이라, 초등학교 입학 후 함께 치료 중입니다. 아이들과 부모님 모두 키가 커졌다는 이야기에 함박웃음을 지으며 진료실에서 나갈 때 정말 뿌듯합니다.

쑥쑥 크는 아이는 이유가 있다

004

아이의 키가 미래에까지 영향을 미친다고요?

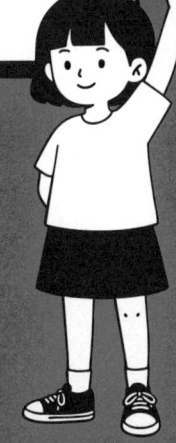

☑ 아이들은 비교를 통해 자신의 키를 분명히 자각
☑ 키와 사회적 성공 사이에는 상관관계가 존재
☑ 특히 청소년기의 키는 자존감에 중요

아이들이 살아가는 현실에서는 키가 단순한 숫자 이상의 의미를 가질 때가 많습니다. 아무리 '정상'이라 해도 본인의 기대치에 못 미쳐 속상한 순간이 있지요. 평균 속도로 자라고는 있지만 또래보다 항상 작은 아이, 농구를 하고 싶은데 키가 작아서 친구들이 끼워주지 않는 아이, 아이돌 연습생 콘테스트에서 키가 작아 발탁되지 못하는 아이. 모두 성장 클리닉에서 직접 마주한 아이들입니다.

의학적으로 정상 소견이 나와도 하위 3% 근처에 있는 아이는 거의 예외 없이 또래 집단에서 '가장 작은 아이'로 꼽힙니다. 하위 30% 아이들조차 자신이 늘 '작은 축'에 속한다는 걸 인지하고 있지요. 이들은 '공식적'으로는 정상이지만, 또래와 키를 비교하며 여러 가지 사회적 및 심리적 문제를 겪을 수 있습니다. 성격이 소심하다거나 사회성이 부족하다는 평가를 받는 아이 중에는 작은 키로 인한 위축과 좌절을 경험한 경우가 적지 않습니다. 어떤 아이는 키 때문에 눈에 띄는 활동을 피하다가 대인관계를 회피하게 되고, 자신감을 잃어 성취동기나 학업 의욕까지 떨어지는 일도 발생합니다.

실제로 키와 성격, 나아가 사회적 성공과의 상관관계를 분석한 흥미로운 연구가 있습니다. 미국 펜실베이니아대학의 앤드루 포슬레이트Andrew Postlewaite 교수 연구팀은, 평균보다 키가 약 10㎝ 더 큰 사람의 평균 소득이 10% 더 높다는 결과를 발표했습니다. 이 연구는 농구선수 같은 직업군이 아닌, 경영자, 관리자, 일반 직장인을 대상으로 한 결과였기 때문에 더 큰 주목을 받았습니다. 놀라운 사실은, 성인기의 키보다도 15~16세 청소년기의 키가 소득과 더 높은 상관관계를 보였다는 점입니다. 즉, 10대 중후반 시기에 키가 컸던 사람이 그렇지 않은 사람보다 훗날 더 높은 소득을 얻었다는 겁니다. 왜 이런 차이가 생길까요?

연구팀은 추가 조사를 통해 한 가지 중요한 사실을 밝혀냈습니다. 바로 10대 시절 키가 컸던 아이들이 더 다양한 사회 활동에 참여했다는 것입니다. 스포츠 동아리, 학생회, 발표 활동 등에서 적극적으로 활동했던 경험이, 사회성, 리더십, 협상력, 팀워크 능력 등을 자연스럽게 키웠다는 분석이었습니다. 즉, 키가 커서 기회가 더 많았고, 그 기회들이 쌓여 사회적 자신감과 대인관계 역량으로 이어진 것이지요. 키는 단순히 신체 조건을 넘어, 아이가 세상과 어떻게 연결되고, 어떤 자아상을 갖는가에 깊은 영향을 미칠 수 있습니다.

물론 키가 작다고 모두가 위축되는 건 아닙니다. 자존감이 탄탄하고 긍정적인 아이는 키에 구애받지 않고 자기의 길을 개척해 나가지요. 그러나 분명한 것은, 성장 환경에서 키가 아이의 자존감, 사회성, 성격 형성에 영향을 줄 수 있다는 점입니다. 그리고 그 영향은 생각보다 훨씬 더 조용하고 깊게 스며듭니다.

성장은 단지 키가 170㎝를 넘느냐 마느냐의 문제가 아닙니다. 자신을 어떻게 바라보는지, 무엇을 감히 꿈꿔볼 수 있는지, 그리고 자신의 가능성을 믿고 미래로 나아갈 수 있느냐의 문제입니다.

쑥쑥 크는 아이는 이유가 있다

손발이 크면
결국 키도
커진다던데
정말 그런가요?

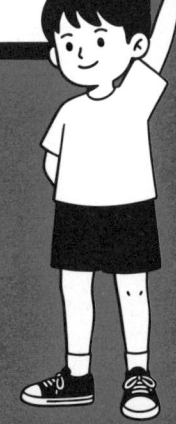

☑ 뼈의 말단부에 위치한 성장판
☑ 말단 성장 우선 법칙으로 손발부터 커져
☑ 모든 뼈가 정비례로 자라지는 않음

모든 생명체의 발달이 그렇듯, 키 성장에도 일정한 메커니즘이 존재합니다. 우리 유전자에 새겨진 '지도' 같은 거라 볼 수 있겠습니다. 손발이 크면 키가 크다는 속설이 생긴 까닭도 바로 이 성장의 메커니즘 때문입니다.

키가 자란다는 건 근본적으로 뼈의 성장을 의미합니다. 그렇다면 뼈는 어떤 방식으로 자라날까요? 뼈에는 성장을 담당하는 독특한 기관이 있습니다. 바로 양쪽 끝에 있는 성장판입니다. 이 부분이 영양과 운동 등, 여러 인자의 도움을 받아 새로운 뼈조직을 생산해 냅니다.

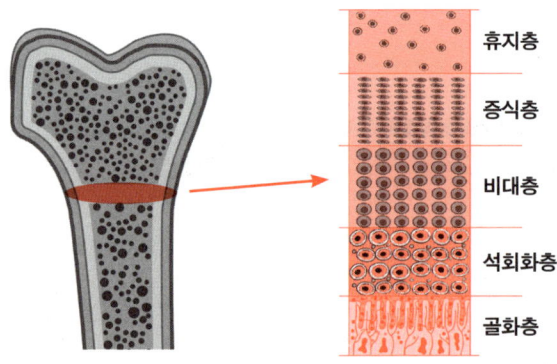

성장판 세부 조직

쑥쑥 크는 아이는 이유가 있다

성장판 세부 조직 그림은 뼈의 말단부, 즉 골단부의 단면을 표현한 자료입니다. 주황색 부분이 바로 성장의 핵심인 성장판(골 연골판)입니다. 성장판은 크게 휴지층Resting zone, 증식층 Proliferative zone, 비대층Hypertrophic zone, 석회화층Calcification zone, 골화층Zone of Ossification으로 나뉘는데, 그중에서도 성장에 중요한 부분이 증식층입니다. 이곳은 연골세포들이 활발히 증식하며 뼈의 길이를 결정짓는 곳이자, 성장호르몬 자극을 가장 많이 받는 부위입니다.

이번엔 이 성장판이 어디에 있는지 그림으로 살펴봅시다. 다음 페이지에 있는 영아의 성장판 위치 그림을 보면 성장판이 주황색으로 표시되어 있습니다. 전신에 걸쳐 성장판이 존재하며, 대부분 뼈의 양쪽 끝부분에 있음을 알 수 있지요. 이 성장판들은 한꺼번에 똑같이 자라지 않습니다. 바로 여기에 성장의 메커니즘이 숨어 있습니다.

급속 성장기에는 손과 발 같은 신체의 말단 부위가 먼저 자라는 경향이 있습니다. 이를 '말단 성장 우선 법칙'이라고 합니다. 우선 작은 성장판이 모인 손과 발부터 커지기 시작합니다. 이어서 팔다리가 길어지고, 몸통은 가장 마지막에 성장하

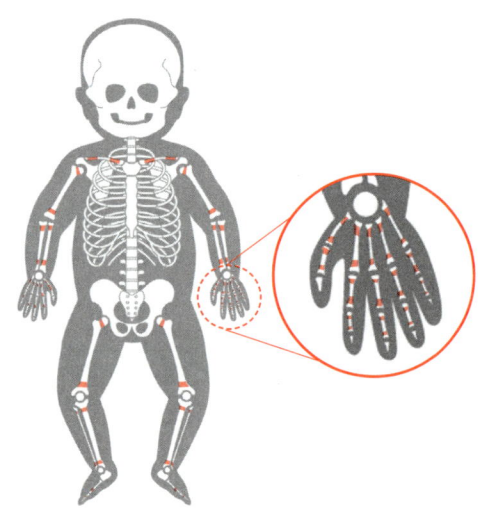

영아의 성장판 위치

는 패턴을 보입니다. "요즘 아이들은 다리가 길어"라고들 하는데, 원래 청소년 시기는 몸통이 다 자라기 전이라 성인보다 다리가 긴 편입니다. 누구나 청소년 시기에는 몸통 대비 팔다리가 가장 깁니다.

특히 손발 크기는 키 성장의 힌트가 되기도 합니다. 사춘기 전후로 손발이 급격히 자라는 시기가 키 성장의 신호탄이기 때문입니다. 이 시기를 잘 관찰하면 성장의 골든 타임을 놓치지 않고 키 성장 환경을 만들어줄 수 있습니다.

쑥쑥 크는 아이는 이유가 있다

그러나 손과 발의 크기가 클수록 키가 클 가능성이 높다는 속설은 반은 맞고 반은 틀린 이야기입니다. 물론 비례 관계가 있다는 일부 연구와 전문가 의견이 있지만, 손발이 크다고 무조건 키가 크지는 않습니다. 키가 큰 사람은 손발도 큰 경우가 많지만, 반대로 손발이 크다고 해서 모두 키가 큰 것은 아닙니다. 신체의 모든 뼈가 정비례해서 자라는 것은 아니기 때문입니다.

예를 들어 손의 성장판이 활발하게 작동해 손이 크게 자란 아이가 있다고 합시다. 그런데 손 성장 이후 팔다리 성장판이 예상보다 빨리 닫히면 손발처럼 팔다리가 길게 성장하지 못합니다.

006

엄마의 초경, 아빠의 사춘기 시기도 중요한가요?

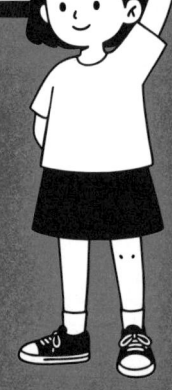

☑ 어머니의 조기 초경이 딸에게 영향을 미쳐

☑ 성장 종료 시점과 관련이 높은 초경 시기

☑ 아버지의 유전적 요인도 작용

성장 클리닉에는 또래보다 작아서도 오지만 또래보다 훌쩍 크다는 이유로 병원을 찾는 사례도 있습니다. 이런 아이의 부모님은 아이의 성장판이 닫혀 더는 안 클까 봐, 이 키가 끝일까 봐 걱정하곤 합니다. 성장판이 닫히는 시기는 이차성징, 즉 성적 성숙도와 밀접한 연관이 있습니다. 일단 이차성징에 접어들면 이제는 키 성장은 마무리 시기에 도달했다고 볼 수 있습니다. 그래서 이차성징의 징후가 빨리 나타나는 이른바 '성조숙증'은 아이 키에 치명적입니다.

어머니의 초경이 빠르면 아이도 성조숙증 위험이 다소 높아질 수 있습니다. 2017년 국내 조사에 따르면, 어머니가 조기 초경인 경우 딸도 조기 초경일 위험도가 1.48배 증가했다고 합니다. 이는 과체중의 조기 초경 위험도인 1.24배보다 높은 수치입니다. 참고로 조기 초경의 의학적 기준이 명확하지는 않으나, 통상적으로 만 11세 미만을 가리킵니다. 어머니의 초경이 이보다 빨랐다면 아이의 초경도 빠를 수 있으니 너무 늦지 않게 성장 클리닉에 방문하는 것을 추천합니다.

물론 어머니의 초경이 빨랐다고 해서 아이가 반드시 성조숙증에 걸린다는 의미는 아닙니다. 게다가 어머니의 초경이 늦었더라도 아이의 초경은 빠를 수 있지요. 성조숙증의 위험은 유전 요인뿐 아니라 아이의 비만, 영양 상태, 환경 호르몬 노출, 스트레스 등 다양한 생활 환경과도 깊은 관련이 있기 때문입니다.

아버지와 아들은 어떨까요? 부자간의 성조숙증 상관관계는 확연하게 드러난 바가 없습니다. 남아의 성조숙증은 고환의 크기로 평가하는데, 이 발달이 꼭 아버지와 일치하지는 않습니다. 그렇다고 아버지의 유전적 요인이 전혀 작용하지 않는다는 뜻은 아닙니다. 실제로 아버지의 2차 성장(사춘기 급성장) 완료 시점은 아들딸의 성장 패턴에 유전적으로 영향을 줄 수 있습니다.

아이의 성장에 있어서 양쪽 부모의 영향력은 비슷하게 높습니다. 어머니는 물론, 아버지, 혹은 아이의 형제자매 중 한 명이라도 사춘기가 남들보다 빨랐다면, 성장 발달을 주의 깊게 살피도록 하세요.

쑥쑥 크는 아이는 이유가 있다

한국 조기 초경 기준 연령은 만 10.5세

해가 갈수록 초경 연령이 점차 낮아지는 추세입니다. 부모 세대에는 만 12세 미만을 조기 초경으로 인식했지만, 지금은 이 시기에 초경을 시작하는 아이들이 훨씬 많아졌습니다. 2020년 국내 연구진의 대규모 조사에 따르면, 1988년 출생아의 초경 연령은 13.0세, 2003년 출생아는 12.6세로, 15년간 5개월가량 당겨졌다고 합니다. 1980년대 초반과 비교하면 약 1년이 당겨진 셈입니다. 2010년 이후 출생한 아이들의 초경 시기는 이보다 훨씬 빠릅니다. 연구진은 조사 참가자의 3%가 10.5세 이하의 연령에서 초경을 시작했다며, 이 시기를 한국 여아의 조기 초경 기준으로 보고했습니다. 참고로 보통 초경은 뼈나이로 12세 전후에 시작됩니다. 10.5세경에 초경을 시작했다면 12세의 신체 나이를 갖고 있다는 뜻입니다.

007

뒤늦게 부쩍 크는 아이도 있다던데요?

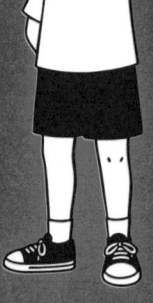

- ☑ 체질적 성장 지연이 실제로 존재
- ☑ 그러나 사촌간에 닮기는 매우 어려워
- ☑ 체질적 성장 지연인지 질병인지 검사로 가능

"사촌 아이는 초등 저학년 때 성장 백분위 5%에 겨우 들 정도로 작았는데, 중학생이 되면서 갑자기 컸어요. 어쨌든 같은 핏줄이니, 우리 아이도 그럴 수 있지 않을까요?"

클리닉을 찾는 분 중에는 이렇게 '우리 아이도 언젠가는……!' 하고 희망의 끈을 붙잡고 계신 경우가 많습니다. 실제로 이런 '늦깎이 성장' 사례는 주변에서도 심심치 않게 들을 수 있지요.

저자의 남동생은 어릴 적 반에서 키 순서 1~2번을 도맡던 아이였습니다. 또래 친구보다 머리 하나만큼 더 작아 병원에 꾸준히 다녔던 기억이 납니다. 외할머니께서 140㎝ 대의 작은 키이셨던 터라, 어머니는 혹시나 외가 탓인가 싶어 늘 전전긍긍이셨지요. 남동생은 체구가 작다 보니 뛰놀 때도 또래보다 약했고, 공부든 운동이든 두드러진 장점 없이 소극적인 모습을 보일 때가 많았습니다. 남동생 스스로도 왜소한 체격 때문에 기가 죽는 일이 잦았던 것 같습니다.

그런데 시간이 흘러 고등학교를 졸업해 군대에 다녀온 직후부터 눈에 띄는 변화가 생겼습니다. 고등학교 1학년 때까지만 해도 작은 편이었는데, 군 복무를 마치고 사회로 나온 시점에는 키가 급격히 자라 있던 겁니다. 체격이 달라지니 표정과 태도에서 한층 자신감이 생겼고, 대학 진학 후에는 왜소하다는 인상이 아예 사라졌습니다.

흥미로운 것은 중학교 시절 친구들의 반응이었습니다. 우연히 마주치는 아이마다 "네가 이렇게 컸던가?" 하고 놀라거나 감탄을 금치 못했지요. 한때는 '늘 작은 아이'였지만, 성인이 되며 완전히 다른 사람으로 탈바꿈한 것입니다.

이처럼 성장이 늦게 시작되는 '체질성 성장 지연Constitutional Growth Delay'은 일부 아이들에게 나타나는 특별한 성장 패턴입니다. 영유아기에는 평균치와 비슷하게 성장하다가, 초등학교에 들어가는 즈음부터 성장 속도가 더뎌지지요. 사춘기도 다른 아이보다 늦게 오는 편이라 또래보다 계속 작아 보입니다. 그러나 일단 사춘기가 시작되면 못 자랐던 키를 단숨에 따라잡는 것처럼 빠르게 성장해, 최종적으로는 유전적으로 타고난 범위까지 도달합니다. 원래 성장 잠재력이 높았던 아이는 순식간에 평균을 넘기도 하지요. 발달이 늦을 뿐, 건강 상태나 호르몬 수치에는 이상이 없기에 가능한 일입니다. 체질성 성장 지연은 특히 남자아이에게 더 흔하며, 부모 중 한 명이 어

쑥쑥 크는 아이는 이유가 있다

릴 적 늦게 컸던 경험이 있는 경우, 유전적으로 비슷한 성장 패턴을 보이기도 합니다. 그러다 보니 지인이나 사촌을 보며 우리 아이도 이럴 수 있다는 생각에 검진 없이 아이가 자라는 것을 지켜보기만 하는 경우도 있습니다. 하지만 지인은 유전적 유사성이 없으니 비슷한 성장을 보이기 어렵고, 사촌 또한 닮을 확률이 적습니다. 같은 핏줄이라도 직계존속인 부모가 다르면 유전적 배경이 다르므로 성장 패턴도 달라집니다. 일가친척의 '성장 신화'만 믿고 기다리다가 도리어 치료 시기를 놓칠 수 있지요. 실제로 체질성 성장 지연과 비슷해 보이지만 사실상 질병인 경우도 있습니다. 성장호르몬 결핍, 만성 질환, 영양 문제, 염색체 이상(터너 증후군) 등 질병 종류도 다양해서 일반인은 쉽게 구별하지 못합니다.

따라서 아이가 평균보다 눈에 띄게 작다면 "언젠가는 크겠지"라는 막연한 기대만으로 기다리기보다, 먼저 정확한 평가를 받아보는 것이 필요합니다. 뼈나이 검사, 혈액 호르몬 검사 등을 통해 체질적인 성장 지연인지 치료가 필요한 성장 저하인지 비교적 쉽게 구분할 수 있습니다.

키 성장을 예견하는 결정적 시기, 생후 24개월

　30대 중반의 어머니가 근심 어린 표정으로 갓 두 돌이 넘은 아이의 손을 잡고 들어선 적이 있습니다. 동그란 눈을 말똥말똥 뜬 아들은 한눈에 보기에도 작고 귀여웠습니다.

　"선생님, 저희 아이가 저신장증일 수 있다는데, 설마 아니겠죠? 이제 24개월인데 뭘 안다고…… 저도 남편도 작게 태어났지만 잘 자랐거든요. 괜찮은 거 맞죠?"

　늦게 결혼해 힘들게 아이를 가진 그녀는 소중한 아들을 금이야 옥이야 키웠습니다. 태교 일기는 물론, 성장 일지도 차곡차곡 써왔고, 아이 예방 접종도 빠뜨리지 않고 잘 맞았습니다. 청천벽력 같은 소리를 들은 건, 24개월 예방 접종 때문에 소아과를 방문했을 때였습니다. 아이의 키를 확인한 의사가 이렇게 말했다고 합니다.

"키가 83cm네요. 하위 3%를 넘은 수치라 의학적으로는 정상이지만 남자아이 치고는 현저히 작은 편이에요. 성장 클리닉에 가보시는 건 어떨까요?"

아들에게 극진한 애정을 보내는 그녀를 잘 알고 있던 의사가, 조심스레 조언했다고 합니다. 영유아검진 때마다 하위권에 머무르기는 했지만, 작게 태어나 쑥쑥 자라온 터라 별로 걱정하지 않았다가 그제야 사태의 심각성을 깨닫고 클리닉에 달려온 것입니다. 일단 흥분한 어머니를 진정시키며 저신장증은 아니니 안심하라 이른 후, 지금부터 성장을 관찰하며 적기에 치료하자고 했습니다.

저신장증이란 성별과 연령에 따른 표준치보다 2표준편차 혹은 3백분위수 이하인 경우를 말합니다. 2표준편차 이하란 같은 연령 100명이 퍼져 있는 분포도에서 제일 작은 1~2명에 해당한다는 뜻입니다. 즉 또래 아이 100명 중 작은 순서로 3명 이내인 경우라고 보면 됩니다. 24개월 남아라면 81.4cm, 여아라면 79.6cm 미만이 저신장증에 속합니다.

아이는 생후 첫 1년간 약 20~30㎝, 1세부터 2세까지 약 12㎝ 성장합니다. 그러다 3세부터는 성장 속도가 감소하여 1년에 약 5~7㎝씩 성장하게 됩니다. 그중에서도 첫 번째 급속 성장기가 마무리에 접어드는 24개월의 수치는 반드시 눈여겨보아야 합니다.

24개월이라는 시기는 아이의 유전적 성장 한계와 이후 성장 경로를 예견하는 데 매우 중요한 시기입니다. 사람의 최종 키는 생후 24개월 키의 약 2배 정도로 자라기 때문입니다. 그래서 의학적 저신장증을 진단하는 최초의 시기도 생후 24개월로 정해져 있습니다.

출생 후 2년까지는 인체가 급격하게 성장하고 발달합니다. 키가 쑥쑥 자라면서 뼈와 근육이 빠르게 늘고, 성장호르몬과 같은 내분비 조절 기전이 활발해지며, 신체 기관이 완성 단계에 접어들면서 건강한 성장 기반이 갖추어지지요.

만일 이 시기에 성장 장애나 영양 결핍 등이 있으면, 이후 키 성장에 부정적 영향을 미칠 수 있어 조기 개입과 관리가 필요합니다.

물론 24개월의 키를 근거로 성인 예측 키를 단정할 수는 없

쑥쑥 크는 아이는 이유가 있다

습니다. 그러나 의학적 개입이 필요한 저신장증 예측에는 매우 효과적이니 한 번쯤 확인하는 것을 권합니다. 또한 24개월 때의 키에서 2를 곱한 수치가 부모의 키로 산출한 '중간 부모 키'보다 5cm 이상 작으면 성장 클리닉을 방문하는 게 좋습니다.

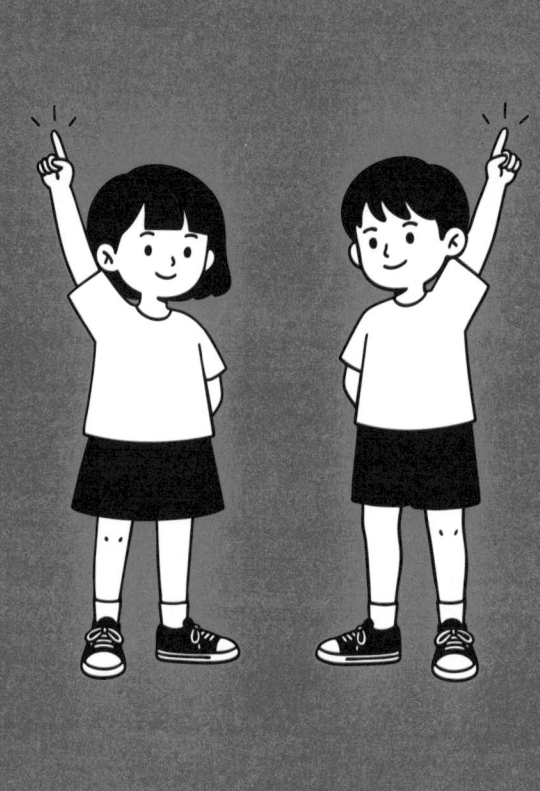

CHAPTER 2.

성장 클리닉
A to Z

성장 클리닉을 찾는 적당한 시기는 언제인가요?

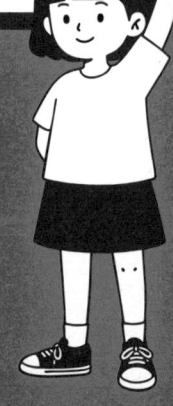

☑ 만 10세 전후 초등 저학년이 가장 좋은 시기

☑ 늦어도 사춘기 이전에는 방문

☑ 의학적 문제가 있다면 즉시 방문

성장은 시간이 지나면 저절로 이뤄지는 것처럼 보이지만, 실제로는 정해진 타이밍 안에 개입해야만 효과를 볼 수 있습니다. 일반적으로 한 번쯤 방문해 보는 것이 좋은 때는 다음과 같습니다.

✔ 초등학교 저학년 시기(만 10세 전)

이 시기는 성장판이 열려 있고, 성장호르몬 치료나 생활 습관 교정 등 적극적인 개입의 효과가 가장 좋은 시기입니다. 키가 작지 않더라도 현재 상태를 점검하고 미래의 성장 잠재력을 한 번쯤 객관적으로 진단해 보는 것도 좋습니다. 참고로 최종 신장 예측 및 평가만을 원한다면 만 10세 전후에 첫 방문을 추천합니다.

✔ 치료를 고민 중이라면 여아 만 10세, 남아 만 12세 이전

성장 클리닉 방문을 고려하고 있다면 적극적인 검진은 초등학교 저학년 때, 가급적 여아 만 10세 이전, 남아 만 12세 이전을 기억하기 바랍니다. 이후에는 성장판이 점차 닫히기 시작하므로 치료 효과가 떨어질 수 있습니다. 실제로 이 결정적인 시기를 놓치면 치료를 시작하더라도 기대만큼의 충분한 성장을 이루기 어려울 수 있습니다.

✓ 늦어도 사춘기 이전

사춘기 직전의 키는 최종 신장에 결정적인 영향을 미칩니다. 사춘기가 시작되면 호르몬 변화로 인해 성장판이 닫히므로, 이 시점 이전에 성장 상태를 확인하는 것이 중요합니다.

의학적으로 보았을 때 문제가 있다고 판단되는 경우라면 그 즉시 방문하는 것을 권합니다. 다음은 의학적인 경고 신호입니다.

✓ 24개월 키가 부모 예상 키보다 5㎝ 이상 작을 때

24개월 시점의 키에 2를 곱한 수치가 부모의 키로 계산한 예상 키보다 5㎝ 이상 작다면, 백분위수가 평균이라도 내원해 보는 것이 좋습니다.

✓ 3세 이후, 매년 4㎝ 이상 크지 않을 때

매해 4~6㎝ 정도 자라는 것이 일반적입니다. 1년에 4㎝ 미만으로 자란다면 저성장이 의심되니 병원에 방문해야 합니다.

✓ 또래보다 키가 10㎝ 이상 작을 때

또래 평균보다 10㎝ 이상 작거나, 키가 3백분위수(100명 중 세 번째로 작은 키) 이하일 경우에는 정밀 검진이 필요합니다.

✓ 사춘기 징후가 너무 이르게 나타날 때

만 8세 이전의 여아가 가슴이 발달하고 음모가 나며 월경이 시작되었을 때, 혹은 만 9세 이전의 남아가 고환이 발달하고 음모가 나며 체취가 변한다면 성조숙증을 의심해야 합니다. 조기 진단이 필요하니 꼭 클리닉 방문을 권합니다.

✓ 사춘기가 시작됐는데도 키가 잘 크지 않을 때

이차성징이 나타났음에도 불구하고 2차 급속 성장이 오지 않는다면 키 성장에 제동이 걸린 상태일 수 있습니다. 여기서 사춘기의 시작은 여아는 유방 발달, 남아는 고환 발달이 주된 증상입니다.

✓ 갑자기 체중이 늘거나 줄며 키 성장이 정체될 때

매년 5㎝ 이상 자라던 아이가 어느 순간부터 2~3㎝밖에 크지 않는다면, 성장판 변화가 시작되었다는 신호일 수 있습니다.

성장판 검사 하나로 정말 모든 걸 알 수 있나요?

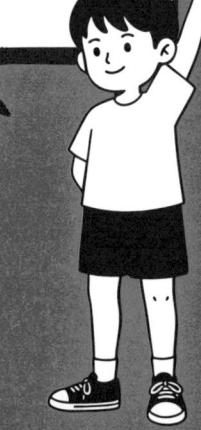

☑ 엑스레이 검사와 혈액검사 병행

☑ 시기별 특정 부위 엑스레이로 뼈나이 산출

☑ 혈액검사로 호르몬 확인

성장판 검사로 예측하는 예상 키는 현재 키, 뼈나이, 현재 나이를 기준으로 추정하는 방식입니다. 키에 영향을 미치는 가장 큰 요소를 토대로 예측한 것이기 때문에 큰 틀에서는 맞는 경우가 더 많지만, 실제로 다 큰 뒤에 확인해 보면 최종 키와 사뭇 다른 사람도 종종 있습니다. 의학적 예측 키는 현재 키, 뼈나이, 현재 나이라는 세 가지 요인 외에 어떤 다른 요소도 키에 영향을 주지 않는다고 가정한 수치이기 때문에 한계가 있을 수밖에 없습니다.

세 가지 요인으로만 비교했을 때는 가슴이 발달한 여아나 전혀 발달하지 않은 여아 모두 비슷한 예측치가 나올 수 있습니다. 키 큰 부모의 아이나 키 작은 부모의 아이 사이에도 큰 차이가 없습니다. 그러나 나중에 보면 실제 결과가 전혀 다른 경우가 많습니다. 따라서 성장판 검사로 뼈나이만 보고 신장을 단정 짓는 것은 무리가 있다는 점을 꼭 기억해야 합니다.

성장은 단순히 하나의 요인으로 이루어지지 않습니다. 뼈나이, 호르몬 수치, 지금까지의 성장 곡선, 체중과 성적 성숙도까지 모두 고려 사항입니다. 따라서 성장 클리닉에서는 성장판 검사뿐만 아니라 여러 가지 검사 또한 다각도로 진행합니다.

검사는 크게 엑스레이 검사와 혈액검사로 나뉩니다.

엑스레이 검사는 쉽게 말해 뼈나이를 측정하는 검사입니다. 뼈나이는 근골격계 발달의 척도이므로 뼈나이 측정은 육체적인 성숙의 바로미터입니다. 뼈나이를 통해 성장 부진, 내분비적 장애 또는 다른 신체적 컨디션 등을 진단할 수 있습니다.

엑스레이를 찍는 부위는 여러 군데이지만 그중에서도 나이에 따라 반드시 확인하는 부위가 있습니다. 사춘기 이전에는 왼손 엑스레이를, 사춘기가 시작되면 팔꿈치 엑스레이까지 찍습니다. 이후 사춘기 시작을 지나 중반에 다다르면 골반 엑스레이를 추가합니다. 인체의 뼈는 동시에 성장하는 게 아니라 먼저 성장하는 것과 나중에 성장하는 것이 있습니다. 이를 확인하는 과정이라 보면 됩니다.

사춘기 이전에는 왼손의 엑스레이를 확인해 뼈의 성숙도를 파악합니다. 손과 손목에는 30개 이상의 작은 뼈들이 있고, 이들이 성장하며 일정한 순서와 시기에 따라 골화骨化, 즉 딱딱해져서 성장판이 닫히게 됩니다. 이를 토대로 뼈나이를 측정할 수 있습니다. 대부분 오른손잡이이므로 덜 사용하고 덜 다치는 왼손 엑스레이를 많이 봅니다. 왼손잡이는 오른손으로 더 잘 파악할 수 있으나, 국제 표준 아틀라스는 왼손 자료이므로 실제 의료 현장에서는 왼손잡이도 왼손을 촬영합니다.

사춘기에는 팔꿈치를 통해 뼈 연령을 간단하게 측정할 수 있습니다. 사춘기 급성장이 시작되는 첫 2년(여아 평균 11~13세, 남아 평균 13~15세) 동안 주두Olecranon(척골 상단의 돌기)에 6개월 간격으로 명확한 변화가 일어나기 때문입니다.

사춘기가 지나면 장골長骨, Long Bone, 즉 팔다리의 긴 뼈들이 대부분 성장을 마칩니다. 남아는 15~17세, 여아 13~15세 정도로 보는데, 이때부터는 몸통 뼈대의 평가가 필요하므로 골반 엑스레이를 추가로 확인합니다.

혈액검사는 기본 검사와 성장호르몬 유발 검사, 성조숙증 유발 검사로 나뉩니다.

기초 혈액검사에서는 아주 기본이 되는 간 기능, 신장 기능 등의 검사와 함께 갑상샘 기능 검사, 비타민 D 및 칼슘 검사, 내분비 기능 검사를 시행해, 아이의 현재 몸 상태를 다각적으로 판단합니다.

성장호르몬 유발 검사는 실제 성장호르몬 결핍증이 있는지를 진단하기 위해 시행하는 검사입니다. 성장호르몬은 혈중 농도가 일정하지 않고, 주로 밤에 깊은 잠을 잘 때나 운동 시 분비되기 때문에, 한 번의 혈액검사로는 정확한 판단이 어렵습니다. 따라서 인위적으로 성장호르몬 분비를 자극한 뒤 그 반응을 확인합니다. 검사 전 최소 8시간 이상 금식해야 하고, 중간에 저혈당이 유도되는 경우도 있어, 충분한 시간을 갖고 여유롭게 진행합니다.

성조숙증 유발 검사는 아이가 실제로 사춘기에 접어들었는지, 즉 뇌하수체-성선 축Hypothalamus-Pituitary-Gonadal axis이 활성화되었는지를 확인하기 위한 검사입니다. 특히 초기 사춘기 징후가 있을 때, 중추성 성조숙증Central Precocious Puberty인지 단순한 조기 발달인지를 감별해 주는 검사이기도 합니다.

TIP 기본 혈액검사의 종류

✓ **기초 혈액검사**
일반적인 건강 상태를 확인하기 위한 검사로, 혈색소Hb, 백혈구 수치WBC, 혈소판 수치PLT, 간기능AST/ALT, 신장기능BUN/Creatinine 등을 포함합니다.

✓ 갑상샘 기능 검사

갑상샘호르몬은 성장에 중요한 역할을 합니다. TSH(갑상샘자극호르몬), Free T4(유리갑상샘호르몬)를 측정하여 갑상샘 기능저하증이나 항진증 여부를 평가합니다.

✓ 성장호르몬 관련 검사

성장호르몬은 혈중에서 불안정하게 분비되므로, IGF-1(인슐린 유사 성장 인자-1)과 IGFBP-3(결합 단백질) 수치를 통해 간접적으로 성장호르몬의 분비 상태를 평가합니다.

✓ 성호르몬 검사

LH(황체형성호르몬), FSH(난포자극호르몬), 에스트라디올(여아), 테스토스테론(남아) 수치를 측정하여 사춘기 시작 여부를 판별합니다.

✓ 비타민 D 및 칼슘 검사

골 성장과 관련된 비타민 D, 칼슘, 인, 알칼리성 인산분해효소ALP 수치를 확인합니다.

✓ 기타 내분비 기능

필요에 따라 당대사(혈당, 인슐린), 스트레스 호르몬(코르티솔), 성기능 관련 호르몬(프롤락틴, DHEA-S 등) 검사를 추가합니다.

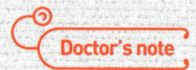

성장 클리닉의
표준 엑스레이 검사

아이의 성장 속도나 성장이 멈춘 시기, 혹은 앞으로 얼마나 클 수 있을지를 예측하는 데 있어 가장 기본이 되는 자료 중 하나가 바로 뼈나이입니다. 뼈나이는 단순히 키와 나이만으로는 알 수 없는, 아이의 몸속 성숙도를 구체적으로 보여주는 지표입니다. 성장 클리닉에서는 아이의 뼈나이를 정확하게 측정하기 위해 엑스레이를 활용한 표준화된 평가 방법을 사용합니다.

그룰리히 파일(Greulich-Pyle, GP)

왼손과 손목을 엑스레이로 촬영한 뒤, 표준 연령대의 손뼈 사진이 담긴 아틀라스와 비교하여 뼈나이를 판정하는 방식입니다. 이 아틀라스는 1930~1940년대 미국 백인 중산층 아동을 기준으로 제작된 자료로, 각 나이에 따른 평균적인 뼈 성숙 상태를 시각적으로 보여줍니다. 의료진은 아이의 엑스레이 사진을 이 자료와 나란히 놓고 가장 유사한 이미지를 찾아 뼈나이를 추정합니다.

비교적 빠르고 직관적인 방법이라 전 세계 대부분의 소아 성장 클리닉에서 기본 평가 도구로 사용합니다. 다만 80~90여 년이 지났음에도 자료 업데이트가 없으며, 정밀한 계산이 아닌 주관적인 눈대중에 의존한다는 한계 때문에 단독으로 사용하지는 않습니다. 게다가 이 기준치는 서양인을 바탕으로 만들어졌으므로 한국에서는 정확도를 높이기 위해 한국 표준 아틀라스 등을 함께 사용하는 경우가 많습니다.

태너 화이트하우스(Tanner-Whitehouse, TW)

손과 손목의 여러 뼈를 각각 점수화하고 총점을 계산해 뼈나이를 구하는 방식으로, 보다 정밀한 분석이 필요할 때 활용합니다. 요골, 척골, 손가락뼈 등 약 20개의 뼈를 평가하는데, 각 뼈의 성장 단계에 따라 점수를 매기고 이를 수치화하여 보다 세밀하게 분석할 수 있습니다.

1962년 발표된 'TW1'을 시작으로, 1975년 'TW2', 2001년 'TW3'에 이르기까지 지속적인 업데이트가 있었습니다. 그중 TW2 방식을 간소화하고 현실적으로 조정한 'TW2-20'은 20개의 뼈(요골, 척골, 7개의 손목뼈, 1·3·5번째 손가락뼈)를 평가하는 방식으로, 임상에서 자주 쓰입니다.

TW3도 자주 이용하는데, 이는 최근 인구 통계를 반영한 개정판입니다. 다양한 인종과 시대적 차이를 고려해 정확도를 더욱 높였다고 알려져 있습니다.

태너 화이트하우스 방식은 그룰리히 파일 방식보다 분석에 시간이 더 오래 걸리고, 판독자의 숙련도가 높아야 한다는 단점이 있습니다. 그래서 실제 현장에서는 두 방법을 함께 보완적으로 사용하는 경우가 많습니다. 현재 국내에서는 TW3 혹은 GP 방식을 한국 표준 자료와 병행해 활용합니다.

한국형 표준 자료(Korea standard atlas)

우리나라에서 쓰는 한국형 표준 자료는 한국 아동의 골화 시기와 성장 패턴을 반영해 개발된 도구로, 외국 기준만으로는 평가가 어려운 경우 보완적으로 사용됩니다. 한국 아동 및 청소년 데이터를 기반으로 개선된 방법이라, 국내에서는 현실적인 뼈

쑥쑥 크는 아이는 이유가 있다

나이 추정에 더 적합한 평가 방식으로 여겨집니다.

한국 남녀 표준 골연령 왼손 엑스레이

다음은 한국인의 성별 골연령을 대표하는 왼손 아틀라스입

한국 여자아이 연령별 아틀라스

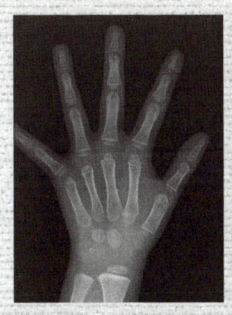
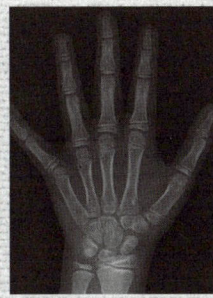
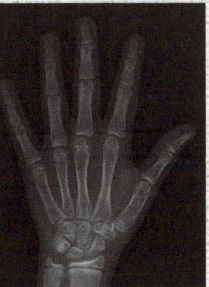

3세 0개월　　　　　8세 9개월　　　　　11세 6개월

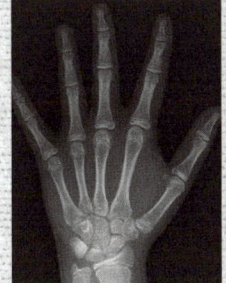
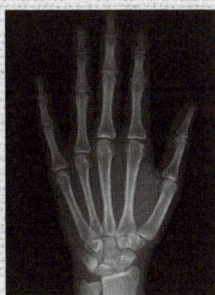

12세 6개월　　　　　17세 0개월

한국형 표준 아틀라스 출처: MediAI-BA

니다. 부위별 골성숙도와 전체 통합 골연령이 모두 한국인 표준치에 부합해 각 나이를 대표하는 자료입니다.

여자아이의 경우 11세에는 각 손가락의 말단까지 성장판이

한국 남자아이 연령별 아틀라스

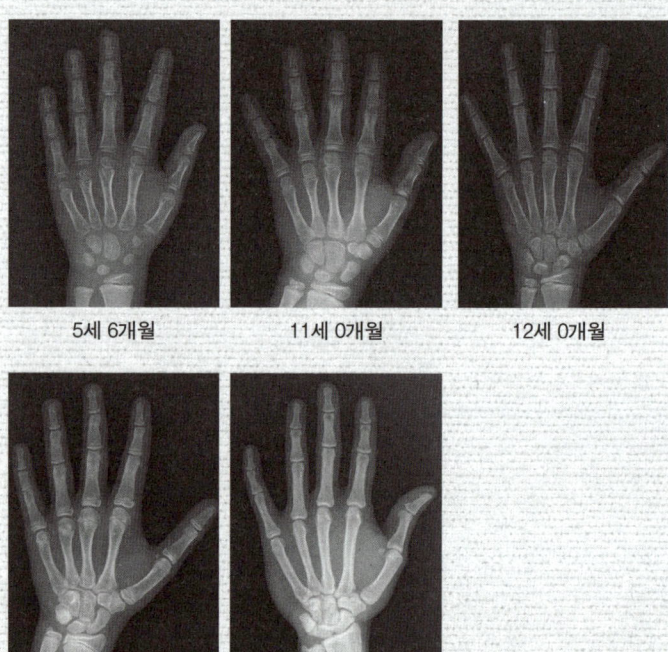

5세 6개월   11세 0개월   12세 0개월

14세 0개월   18세 0개월

한국형 표준 아틀라스 출처: MediAI-BA

쑥쑥 크는 아이는 이유가 있다

열려 있다가 12세에 접어들며 말단부터 조금씩 닫히기 시작해 17세에 이르면 성장이 마무리된 모습을 보입니다.

남자아이는 여자아이보다 조금 더디게 성장해 갑니다. 같은 12세 자료를 보아도 손가락의 성장판이 이미 닫힌 여자아이와 달리 남자아이는 모두 열려 있습니다. 14세 남자아이 또한 손가락 성장판이 아직 열려 있음을 확인할 수 있습니다. 남자아이는 18세에 다다라야 성장이 어느 정도 마무리됩니다.

003

성장호르몬이
제일
중요한 거
맞죠?

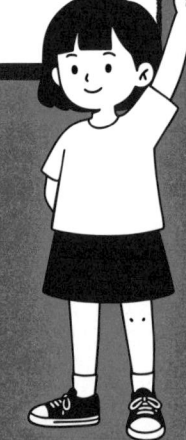

☑ 키 성장에 영향을 미치는 호르몬은 5가지
☑ 성호르몬은 급속 성장과 빠른 둔화, 양날의 검
☑ 코르티솔은 부정적인 영향을 줄 수 있는 호르몬

키 성장에 핵심적인 역할을 하는 건 흔히 알려진 대로 성장호르몬입니다. 하지만 성장호르몬 하나만으로 키가 자라는 건 아닙니다. 뼈의 길이가 늘어나려면 다양한 호르몬이 서로 협력하고 균형을 이루며 작용해야 합니다. 성장판에서 연골세포가 자라고, 성숙하고, 골화되어 실제로 뼈가 길어지는 과정에는 다섯 가지 주요 호르몬이 관여합니다.

가장 먼저 중심에 있는 것은 성장호르몬입니다. 뇌하수체 전엽에서 분비되는 이 호르몬은 특히 밤에 깊은 잠을 잘 때, 운동할 때, 그리고 공복 상태에서 활발히 분비됩니다. 성장호르몬은 연골세포에 직접 작용해 증식과 비대를 유도하고, 간에서는 또 다른 중요한 성장 인자인 IGF-1(인슐린 유사 성장 인자-1)의 생성을 촉진합니다.

IGF-1은 성장판의 연골세포 증식과 골화 과정을 강력하게 자극하는 역할을 합니다. 실제로 뼈가 길어지는 데 직접적으로 관여하는 인자는 IGF-1이며, 성장호르몬이 간접적으로 그 생성을 도와주는 셈입니다. 즉, 성장호르몬과 IGF-1은 팀을 이루어 성장판에서 가장 활발한 성장 구역인 증식층에 영향을 미치며, 이곳에서 뼈가 자라는 결정적 변화가 일어납니다.

또 하나 중요한 호르몬은 갑상샘호르몬입니다. 이 호르몬은 체내 대사율을 조절할 뿐 아니라 성장호르몬이 제대로 분비되고 작용하는 데 도움을 줍니다. 갑상샘호르몬은 연골세포의 성숙과 성장판 발달에도 반드시 필요한 호르몬으로, 부족할 경우 성장이 지연될 수 있습니다.

성호르몬(에스트로겐, 테스토스테론)도 빼놓을 수 없습니다. 사춘기가 시작되면 성호르몬 분비가 급증하면서 성장호르몬과 함께 시너지 효과를 일으켜 급격한 키 성장이 일어납니다. 하지만 이 성장은 오래 지속되지 않습니다. 일정 수준 이상으로 성호르몬 분비가 유지되면, 오히려 성장판을 빠르게 닫히게 만들어 최종 키 성장이 멈춥니다. 특히 여아는 초경 이후 성장 속도가 급격히 둔화하는데, 이는 에스트로겐의 영향이 크다고 알려져 있습니다. 장거리 달리기를 하면서 마지막 한 바퀴, 스퍼트를 내는 시점이 성호르몬이 폭발적으로 나오기 시작하는 시점과 비슷합니다. 성호르몬이 등장하고 나면 성장이 끝나는 '시기'도 어느 정도 정해진 것이죠.

성장에 부정적인 영향을 주는 호르몬도 있습니다. 바로 코르티솔입니다. 흔히 '스트레스 호르몬'이라고 불리는 코르티솔은 성장호르몬의 분비를 억제하고, 성장판의 정상적인 성장 과정을 방해할 수 있습니다. 따라서 아이가 만성적인 스트레스에 노출되면, 호르몬 균형이 무너지고 성장에 부정적인 영향을 미칠 수 있습니다.

성장호르몬이 키 성장의 '주인공'이라면 IGF-1, 갑상샘호르몬, 에스트로겐, 테스토스테론 등은 주인공이 무대에서 제대로 활약할 수 있도록 도와주는 조연이라 할 수 있습니다. 이 다섯 가지 호르몬이 서로 균형을 이루고 협력할 때 건강하고 안정적인 키 성장이 가능합니다.

004

사춘기에 2차 급성장이 오면 이제 끝난 건가요?

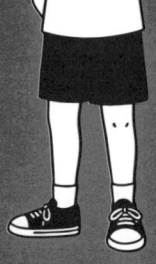

☑ 2차 급성장기가 지나면 성장 속도 둔화
☑ 성장판이 완전히 닫히는 시점은 사춘기보다 늦어
☑ 2차 급성장 후라도 성장판이 열려 있으면 성장 가능

아이의 키가 눈에 띄게 자라는 '2차 급성장기', 즉 사춘기 성장기를 지나면 키가 더 이상 안 자랄까 봐 걱정하는 부모가 많습니다. 실제로 이 시기가 지나면 성장 속도가 급격히 둔화하는 것은 맞습니다. 하지만 2차 급성장이 끝났다고 해서 곧바로 성장이 완전히 멈추는 것은 아닙니다. 성장판이 완전히 닫히기 전이라면, 여전히 키가 자랄 가능성은 충분히 남아 있습니다.

2차 급성장기는 성장호르몬과 성호르몬의 강력한 시너지로 짧은 기간 동안 키가 빠르게 자라는 시기입니다. 성장호르몬은 성장판의 연골세포 분열과 뼈 성장을 자극하고, 성호르몬은 이 작용을 증폭시켜 키가 '폭풍 성장'하게 만드는 중요한 역할을 합니다. 하지만 성호르몬은 일정 시점부터는 성장판의 골화를 촉진하기 시작해, 결국 성장판이 닫히게 만드는 작용도 함께 합니다.

즉, 성호르몬은 사춘기 초기에는 성장호르몬과 협력해 키를 크게 성장시키지만, 농도가 일정 수준 이상 높아지면 뼈를 빠르게 성숙시키고 성장판을 닫는 쪽으로 흘러갑니다. 일반적으로 성장판은 여아의 경우 13세에서 20세 사이, 남아는 14세에서 21세 사이에 닫히며, 성장판이 완전히 닫히면 키 성장은 더 이상 이루어지지 않습니다.

성호르몬이 성장판을 닫아버리는데, 어떻게 2차 급성장이 와도 키가 자랄 수 있다고 하는 걸까요? 여기서 중요한 점이 있습니다. 바로 성장판이 단번에 닫히는 게 아니라는 것입니다. 이차성징을 보이면서 성장판이 점점 닫히는 시기에 접어드는 것은 맞으나, 성장판이 완전히 닫히는 시점은 사춘기보다 다소 늦게 옵니다. 여아는 초경 후 평균 1~3년간 성장이 지속되고, 남아는 변성기 이후 평균 3~3.5년간 성장이 지속됩니다. 또한 이 시기에 여아는 2~3㎝, 남아는 6~8㎝ 정도 추가 성장하는 경우가 흔합니다.

일부 연구에서는 성장판이 거의 닫히는 말기에도 몇 ㎝ 이상 자란 사례가 보고되기도 했습니다. 실제로 성장판이 거의 닫혔던 농구선수가 치료 후에 확 달라진 사례도 있습니다.

그러니 2차 급성장이 왔다고 해서 성장이 끝났다고 단정하고 미리 좌절할 필요는 없습니다. 사춘기 급성장기라도 아직 성장판이 닫히지 않았다면 더 자랄 여력이 남아 있는 셈입니

쑥쑥 크는 아이는 이유가 있다

다. 아이의 성장이 걱정된다면 이 중요한 시기를 허비하지 말고 적절한 치료와 함께 생활습관을 정비하는 노력이 필요합니다.

성장의 여지를 최대한 살리기 위해서는 수면, 영양, 운동, 스트레스 관리 같은 환경적 요인을 철저히 관리하는 것이 필수입니다. 특히 수면은 성장호르몬 분비에 직접적인 영향을 주고, 균형 잡힌 식단과 규칙적인 운동은 성장판을 자극하는 데 중요한 역할을 하니, 특별히 더 챙기는 게 좋겠지요.

발달 빠른 아이, 성조숙증이 걱정인데 어쩌죠?

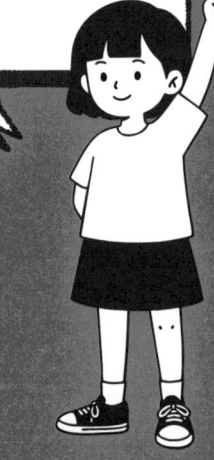

☑ 성조숙증 기준 나이는 여아 8세, 남아 9세
☑ 성조숙증을 방치하면 최종 4~10㎝ 작아져
☑ 여아와 남아의 원인이 달라

요즘 아이들은 예전보다 훨씬 빨리 자라고, 사춘기도 앞당겨지는 경우가 많습니다. 부모님 세대를 기준으로 성조숙증 판단하기 어렵기에 "요즘 애들은 다 그냥 이렇게 빨리 크지 않나요?"라고 느긋하게 생각하는 분도, "또래보다 너무 일찍 컸어요. 키 큰 게 오히려 걱정이에요. 성조숙증일까 봐요"라면서 조바심을 내는 분도 있습니다. 너무 조급하게 생각할 필요는 없지만, 그래도 초등 저학년 아이가 갑자기 신체적 변화를 겪는다면, 성조숙증의 전조 증상은 아닌지 세심히 살필 필요가 있습니다.

성조숙증은 뇌에서 성호르몬 분비가 조기에 시작되어 신체적 이차성징이 또래보다 훨씬 빠르게 나타나는 것을 말합니다. 의학적 진단 기준은 다음과 같습니다.

여자아이: 만 8세 미만에 유방 발달이 시작될 경우

남자아이: 만 9세 미만에 고환이 커지기 시작할 경우

(고환 부피 4㎖ 이상 또는 길이 2.5㎝ 이상)

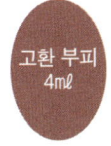

성인 여성 엄지손가락
첫 마디 크기와 비슷

사실 의학적인 기준보다는 음모나 여드름, 빠른 영구치 갈이, 특유의 사춘기 두피 냄새 등이 더 눈에 띄는 편입니다. 물론 이런 것들 또한 성조숙증의 큰 특징이지만 이것만으로는 성조숙증을 확정할 수는 없습니다. 그러나 몇 가지 증상이 동시에 나타나면 의심의 요인이 되기는 합니다. 두피 냄새와 치아 변화가 기존보다 빠른 데다 신체 변화(가슴 멍울, 갑작스러운 키 성장, 음모, 피부 변화 등)까지 동반되면 성조숙증 가능성이 있으므로 성장 클리닉 방문을 추천합니다.

성조숙증이 무서운 이유는 성호르몬의 조기 작용으로 성장판이 빨리 닫히며 최종 키가 작아지기 때문입니다. 성조숙증을 방치하면 평균 최종 신장이 4~10cm 이상 작아진다는 보고도 있습니다. 여아의 경우 만 8세 이전, 남아는 만 9세 이전에 치료를 시작하면 효과적인 성호르몬 억제가 가능해, 그대로 두었을 때보다 최종 키가 평균 5cm 이상 클 수 있습니다. 반면 8세 이후에 치료를 시작한 아이는 약 2.5cm 성장에 머뭅니다. 잠깐의 차이만으로 향상 폭이 절반 이하로 떨어지는 것입니다. 성조숙증 조기 진단 치료가 중요한 결정적 이유입니다.

쑥쑥 크는 아이는 이유가 있다

전체 성조숙증의 약 80~95%는 특별한 원인이 없는 특발성 중추성 성조숙증Idiopathic Central Precocious Puberty, ICPP으로, 주로 여아에게 흔합니다.

남아의 경우 기질적(뇌종양, 내분비질환, 선천성 부신피질 이상 등) 원인이 있을 가능성이 높으므로 반드시 정밀 검사와 진단이 필요합니다. 특히 머리 MRI 검사는 필수적입니다. 남아 성조숙증의 약 30%에서 뇌종양이 발견됩니다.

성조숙증의 원인으로는 비만, 환경호르몬, 식이 변화, 극심한 스트레스 등도 꼽히니 아이의 생활도 살펴보는 게 좋습니다.

치료가 필요한 성조숙증은 따로 있다던데요?

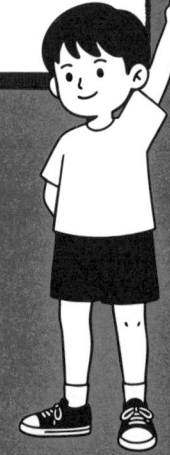

☑ 뇌가 조기 활성화된 중추성 성조숙증을 주로 치료

☑ 주사 치료는 한 달에 한 번꼴로 지속

☑ 건강보험 급여 대상 가능

성조숙증은 그 자체로 병이라기보다 치료가 필요한지를 정밀하게 따져야 하는 '진단명'에 가깝습니다. 단순히 또래보다 발달이 빠르다고 해서 모두 약물치료를 시작해야 하는 것은 아니며, 실제로 치료가 필요한 경우는 전체 성조숙증 사례 중 일부에 불과합니다.

성조숙증은 크게 두 가지로 나뉩니다. 하나는 뇌의 시상하부-뇌하수체 축이 조기에 활성화되어 나타나는 중추성 성조숙증Central Precocious Puberty, CPP이고, 다른 하나는 난소나 부신, 갑상선 등 말초기관에서 성호르몬이 조기 분비되는 말초성 성조숙증Peripheral Precocious Puberty, PPP입니다. 성조숙증으로 진단되는 아이들의 대부분은 중추성 성조숙증입니다. 말초성 성조숙증은 원인 질환을 찾아내고 그에 대한 치료가 우선되므로, 기저 원인을 밝히는 정밀 진단이 필수입니다.

중추성 성조숙증이라 하더라도, 무조건 치료해야 하는 것은 아닙니다. 치료를 고려하는 기준은 비교적 명확한 편인데, 다음과 같습니다.

✓ 여자아이가 만 8세 이전에 유방 발달이 시작된 경우

✓ 남자아이가 만 9세 이전에 고환이 커진 경우

✓ 뼈나이가 실제 나이보다 2년 이상 앞선 경우

✓ 사춘기 징후가 이르게 나타나며 성장 속도가 급상승하는 경우

중추성 성조숙증에서 가장 일반적으로 사용되는 치료법은 GnRH 유사체(성선자극호르몬 방출 호르몬 유사체) 주사입니다. 이는 뇌하수체를 일시적으로 '속이는' 방식으로, 성선자극호르몬 분비를 억제하고 사춘기의 진행을 늦춰줍니다. 쉽게 말해 성장을 위한 시간을 벌어주는 것이지요.

주사 치료는 빠르면 발병 진단 후 즉시 시작할 수 있으며, 대부분 사춘기 징후가 빠르게 진행 중일 때 시작하는 것이 효과적입니다. 일반적으로 한 달에 한 번꼴로 주사 치료를 하는데, 아이의 성장판이 열려 있는 동안 지속됩니다. 3개월, 6개월에 한 번씩 맞는 주사도 상용화되어 있으나 현재까지는 대부분 4주에 한 번 맞는 주사를 맞고 있습니다. 보통은 여아의 경우 뼈나이가 12세, 남아는 13세 전후가 되면 주사 치료 종료를 고려합니다. 이 시점이면 성장판이 닫히기까지 어느 정도 시간이 확보되었고, 사춘기가 자연스럽게 진행돼도 괜찮

쑥쑥 크는 아이는 이유가 있다

은 시기로 판단되기 때문입니다.

치료 중 성장 속도가 기대보다 낮거나, 정서적 문제로 아이가 부담을 느낀다면 치료 방식을 조정하거나 종료 시점을 앞당기는 것도 고려할 수 있습니다. 일부 아이들은 성장호르몬 주사와 병행 치료를 받는 경우도 있으며, 이럴 땐 더욱 세밀한 계획이 필요합니다.

TIP 성조숙증 치료 건강보험 급여(의료 보험)대상

- ✔ 여아는 만 8세 이전, 남아는 만 9세 이전에 이차성징이 명확하게 관찰될 것
- ✔ 뼈나이가 실제 연령보다 앞설 것
- ✔ 성선자극호르몬 자극 검사에서 성조숙증 기준에 해당할 것

007

초경은 아직이지만 가슴에 멍울이 잡혀요!

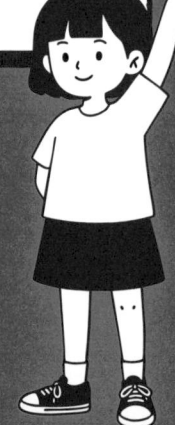

☑ 만 8세 이전 가슴 발달하면 주의

☑ 가슴 멍울 관찰 후 2년 이내 초경 시작

☑ 영유아기 멍울이라면 이차성징과 관련 없음

초경도 아직인데 가슴에 멍울이 잡히기 시작하면 부모는 당황스럽고 걱정될 수 있습니다. 특히 저학년일 경우에는 더 그렇습니다. 실제로 가슴 멍울은 여아에서 나타나는 대표적인 이차성징의 시작 신호입니다. 그런데 이 변화가 언제 오는지가 매우 중요합니다.

의학적으로 여아가 만 8세 이전에 유방 발달을 시작한 경우, 성조숙증을 의심할 수 있습니다. 성조숙증은 또래보다 2년 이상 빠른 시기에 이차성징이 시작되는 상태를 말하며, 여아의 경우에는 유방 발달이 가장 흔한 초기 징후입니다. 유방 멍울(유방 조직)이 관찰되고 나면 정상적인 사춘기 과정에서는 1.5~2년 내 초경이 시작되는 것으로 보고되고 있습니다.

10세 이전, 특히 8세 미만에 유방이 발달한다면 성조숙증의 초기 증상일 가능성이 높으므로 성장 클리닉 진료를 권합니다. 진단 후 성조숙증으로 판단되면, 사춘기의 진행을 늦추는 호르몬 치료(GnRH 유사체 주사)에 들어갈 수 있습니다.

그러나 너무 이른 나이에 가슴 멍울이 잡히는 경우, 실제 사춘기가 시작된 것인지, 혹은 일시적인 조기 유방 발육

premature thelarche인지 감별이 필요합니다. 조기 유방 발육은 사춘기 이외의 시기에 유방이 일시적으로 발달하는 상태로, 보통 3세 이하의 영유아에게 잘 나타납니다. 이 경우 성장 속도나 뼈나이 변화가 없고, 다른 이차성징을 동반하지 않으며, 수개월에서 수년 내에 자연스럽게 멈추거나 사라지는 비진행성 경과를 보입니다. 성장 클리닉에서는 초음파 검사로 유방 발육이 사춘기 징후인지, 일시적 조기 유방 발육인지 가려낼 수 있으니, 고민된다면 한 번쯤 방문 검사를 권합니다.

TIP **GnRH 유사체 주사 부작용이 걱정이라면**

GnRH 유사체 주사는 성조숙증 치료에 가장 널리 사용되는 표준적이고 안전성이 검증된 치료법입니다. 전 세계적으로 수십 년 이상 사용되며, 장기적인 안전성에 대한 데이터도 충분히 축적되어 있으니 너무 두려워하지 않아도 괜찮습니다. 물론 일시적으로 키 성장이 느려지거나 체중이 증가하는 경우가 있을 수 있습니다. 하지만 대부분은 치료 중단 시 회복되며, 정서적 불안감도 상담을 병행하면 완화됩니다.

쑥쑥 크는 아이는 이유가 있다

008

고환 크기와 뼈나이가 다르면 어느 쪽이 맞죠?

☑ 남아 성조숙증 판단의 지표, 고환 크기

☑ 뼈나이와 고환 크기 모두 성장에 영향을 미쳐

☑ 두 가지 지표가 확연히 다르다면 주의

남아의 성조숙증 판단에 신체적 지표로 활용되는 것중 하나가 고환 크기의 변화입니다. 일반적으로 고환 부피가 $4ml$ 이상이거나, 세로 길이가 $2.5cm$ 이상이면 사춘기의 시작으로 간주하며, 만 9세 이전에 이러한 변화가 있으면 성조숙증을 의심합니다. 그러나 단순히 고환 크기만으로 진단을 내리기

고환 부피(㎖)에 따른 사춘기 분류[실물 크기]

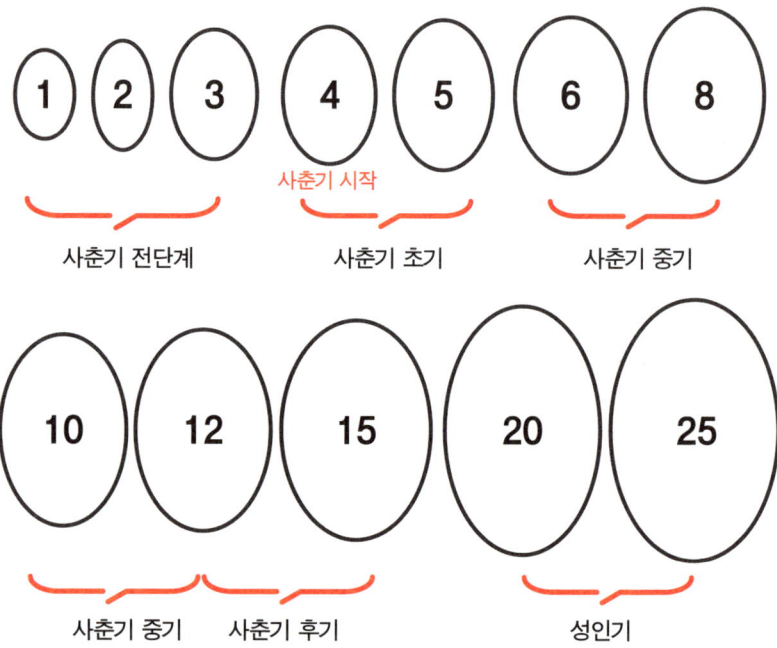

쑥쑥 크는 아이는 이유가 있다

연령별 평균 고환 부피

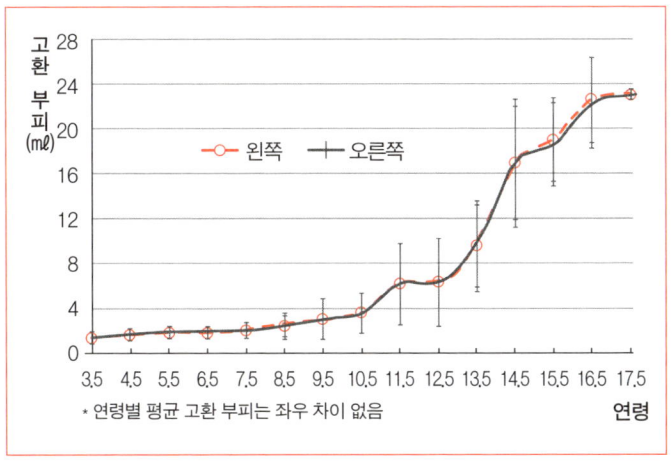

* 연령별 평균 고환 부피는 좌우 차이 없음

보다는, 뼈의 성숙도를 나타내는 뼈나이와 함께 판단하는 것이 훨씬 더 정확한 평가 방법입니다.

이 시기 뼈나이는 손과 손목의 엑스레이를 촬영하여 알아봅니다. 일반적으로 실제 나이보다 뼈나이가 앞서 있다면 신체 성숙이 빠르게 진행되고 있다는 의미이며, 반대로 뼈나이가 느리다면 아직 성장의 여지가 많다는 뜻입니다. 이때 두 아이의 고환 크기가 같다고 하더라도 뼈나이에 따라 성장 가능성과 치료 방향이 달라집니다.

실제로 임상 현장에서는 고환 크기와 뼈나이가 서로 비슷한 추세로 증가한다는 것이 다수의 연구를 통해 확인되었습니다. 고환 크기가 커졌다는 것은 성호르몬 분비가 본격적으로 시작됐다는 신호이며, 이 변화는 곧 뼈 성장에 영향을 미치는 성장판 골화와도 밀접한 관련이 있습니다.

그렇다면 뼈나이와 고환 크기가 너무 다를 경우, 어떤 것이 더 우세한 성장 지표로 간주될까요? 성인 예측 키에 있어서는 뼈나이 검사로 불리는 골연령 평가가 훨씬 정밀하고 신뢰도 높은 지표로 활용되지만, 나이에 따라 조금 다릅니다.

경험적으로는 어린아이들, 예를 들어 초등학교 저학년의 경우에는 고환 크기가 큰 아이일수록 최종적으로 키가 작은 경향을 보이기는 했습니다. 초등학교 고학년부터는 고환 크기보다는 뼈나이에 더 무게감을 두어 판단합니다. 사춘기에 접어드는 시기를 기점으로 고환 크기에서 뼈 나이로 무게중심이 달라진다고 보면 됩니다. 아마도 아동기에는 성호르몬이 언제 분비되는지가 성장에 중요하고, 사춘기는 이미 성호르몬이 나오는 시기니 뼈가 얼마나 더 자라날 수 있는지가 중

쑥쑥 크는 아이는 이유가 있다

요하기 때문이 아닐까 유추하고 있습니다. 하지만 아직 의학적으로 밝혀진 바는 없으며, 뼈나이와 고환 크기가 매우 다른 케이스 자체가 적기 때문에 이런 경험을 일반화하기는 어렵습니다.

기본적으로는 만 8세 이상 남아의 고환 크기가 기준 이상으로 커졌다고 하더라도, 뼈나이가 실제 나이와 비슷하거나 오히려 느리다면 아직 성장 잠재력이 충분하다고 볼 수 있습니다. 반대로 고환 크기가 기준선에 가까워도 뼈나이가 실제보다 2년 이상 빠르다면, 조기 사춘기가 이미 진행 중일 가능성이 높습니다. 이런 경우에는 호르몬 주사를 통해 이차성징을 최대한 미루고 그 사이에 성장 잠재력을 끌어올리는 치료를 병행합니다.

고환 크기는 신체 변화의 시작을 알려주는 신호이고, 뼈나이는 성장 속도와 남은 성장 가능성을 말해주는 창과 같습니다. 이 두 지표가 일치할수록 진단의 정확도는 높아지고, 성장 예측 또한 더 신뢰할 수 있게 됩니다.

009

왜 하필
왼손 성장판
엑스레이를
찍나요?

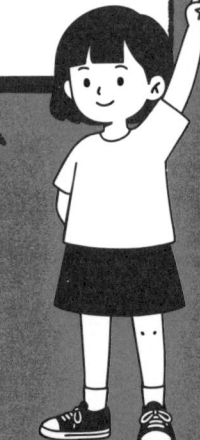

☑ 손과 손목에 몰린 30개 이상의 뼈와 성장판
☑ 왼손은 타고난 그대로의 잠재력을 보여줌
☑ 다른 부위에 비해 방사선 노출도 적어

성장판 검사는 아이의 성장 상태를 평가하고, 앞으로 얼마나 더 클 수 있을지를 예측하는 데 중요한 역할을 합니다. 특히 손과 손목에 위치한 성장판은 뼈나이를 판단하는 데 매우 적합한 부위로, 전 세계적으로 성장 예측의 표준 검사로 사용되고 있습니다. 이 부위를 엑스레이로 촬영하면 한 번의 검사만으로도 손가락뼈, 손등뼈, 손목뼈에 위치한 10개 이상의 성장판을 동시에 관찰할 수 있어 효율성이 매우 높습니다.

그런데 양손 중 굳이 왜 왼손 사진을 찍는 걸까요? 이는 진단의 정확성을 높이기 위해서입니다. 대부분의 사람이 오른손잡이이기 때문에, 상대적으로 왼손이 덜 사용되고 외부 자극도 적어, 발달의 편차나 손상 가능성이 낮습니다. 열심히 쓰고 개발한 오른손에 비해, 왼손은 타고난 그대로를 더 잘 보여주는 지표가 되는 셈입니다.

물론 왼손 촬영이 불가능한 경우, 오른손으로 촬영해도 뼈나이 평가에는 큰 지장이 없습니다. 또한 왼손잡이는 오른손으로 보는 게 뼈나이 평가에는 더 정확합니다. 다만 국제적으로 왼손 엑스레이를 기준으로 한 평가 방법이 통일되어 있기 때문에, 일관성과 정확성 유지를 위해 왼손 촬영을 원칙으로 둘 뿐입니다.

  손이 아닌 다른 곳을 찍을 수는 없을까요? 의사들도 다른 부위가 성장의 지표가 되지는 않는지 연구했으나, 무릎이나 골반, 팔꿈치 등 다른 부위의 성장판은 개수도 적고 성장 단계별 형태 변화도 모호해 정확한 평가가 어렵다는 결과가 나왔습니다. 물론 보조적으로 활용은 가능하지만, 정확하게 진단하기에는 손과 손목에 비해 데이터가 불분명한 것이지요.

  또한 국소한 부위만 찍으면 되는 손에 비해 팔이나 다리, 골반은 엑스레이 방사선 노출도 더 큽니다. 따라서 검사 효율성과 안전성, 국제적 표준화 측면에서 손과 손목 성장판 촬영이 최선의 선택이 된 것입니다. 더불어 검사 시간도 짧으며 통증이 없어 아이에게 부담이 적은 검사라는 점도 큰 장점입니다.

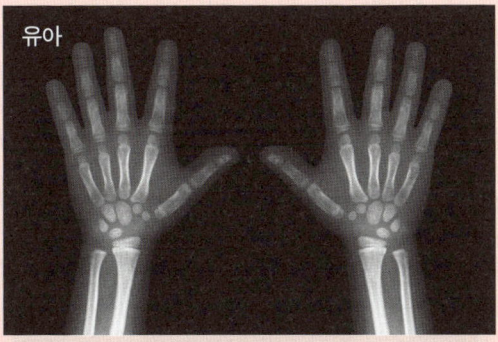

유아

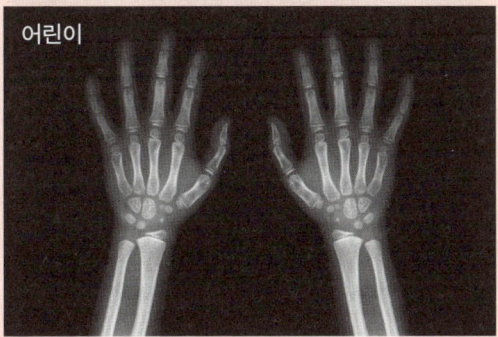

어린이

손목과 손가락뼈 끝부분에 검게 보이는 틈이 바로 성장판입니다. 이 틈이 아직 닫히지 않았다면 키가 더 클 가능성이 남아 있다는 뜻 입니다. 아직 성장판이 닫히지 않은 어린아이의 경우 연골 상태이 기 때문에 엑스레이가 투과되어 까만 선처럼 보입니다.

성장 클리닉에 오기 전
부모가 준비해야 할 다섯 가지

처음 성장 클리닉을 찾는 부모라면 막연한 걱정과 함께 어떤 준비를 해야 할지 막막할 수 있습니다. 가장 먼저 당부하고 싶은 것은 너무 걱정하지 말고 편안하게 방문해 달라는 것입니다. 다른 병원을 찾는 것과 마찬가지라고 생각해 주세요. 만약 첫 진료부터 조금 더 정확하게 진단을 받고 싶다면, 아래의 다섯 가지 내용을 요약해서 전하기 바랍니다. 이 내용은 의료진이 보다 정확하게 아이의 성장 상태를 평가하고, 향후 관리 방향을 설정하는 데 큰 도움이 됩니다. 성장에는 시간적 여유가 필요한 만큼, 초기 진료 단계에서 정확한 판단이 이뤄지는 것이 무엇보다 중요합니다.

첫째, 최근 및 과거의 키·몸무게 기록을 준비하세요. 영유아 검진 기록부터 현재까지 나이별 키와 체중 목록이 있으면 더 좋습니다. 아이의 성장 속도를 파악하려면 최소한 최근 6개월에서 1년간의 키와 몸무게 변화 추이가 필요합니다. 학교 건강 검진 기록이 있다면 그것도 큰 도움이 됩니다. 특히 또래 평균 대비 어느 정도 위치에 있는지를 객관적으로 확인하는 데 중요한 자료가 됩니다.

둘째, 부모의 키와 성장 이력을 함께 알려주세요. 아이의 최종 예상 키를 판단하는 데 부모의 유전적 요인은 큰 영향을 미칩니다. 엄마와 아빠의 현재 키, 성장 속도, 사춘기 시작 시기 등을 기억나는 대로라도 정리해 오면, 의료진이 성장 예측치를 계산하거나 성조숙증 여부를 평가할 때 유용하게 사용할 수 있습니다. 여아라면 엄마의 초경 나이도 알아 오면 좋습니다. 또한 형제자매가 있을 경우, 그들의 정보도 필요합니다.

셋째, 아이의 사춘기 변화 관찰 기록도 중요합니다. 여아는 유방 발달이나 초경, 남아는 고환 크기 변화, 음모, 체취 변화, 여드름, 급속한 키 성장 등, 이차성징의 징후가 있었다면 시기와 특징을 기억해 오세요. 특히 초경 시기는 성장이 급격히 줄어들 수 있는 전환점이기 때문에 중요한 기준이 됩니다.

넷째, 아이의 식습관과 수면 시간, 운동 습관을 점검해 보세요. 성장에 영향을 주는 환경 요인을 분석하는 것도 진료의 중요한 축입니다. 밤 10시 이전 수면 여부, 편식 여부, 규칙적인 운동의 유무 등은 성장판을 자극하는 성장호르몬 분비와 직결되기 때문에, 이를 객관적으로 기록해 오면 상담의 질이 훨씬 높아집니다.

마지막으로, 혹시 성장 관련 건강검진을 이미 받은 적이 있다면 검사 결과를 챙겨 오면 좋습니다. 예컨대 손 엑스레이로 촬영한 뼈나이 결과, 성장호르몬 검사 수치, 혈액검사 결과 등이 있다면 반드시 지참해야 불필요한 중복 검사를 줄이고 정확한 평가가 가능합니다. 병원에서 제시한 검사 방식이 아니더라도, 이전 병원 기록이나 일반 건강검진 자료도 충분히 참고가 됩니다.

쑥쑥 크는 아이는 이유가 있다

이렇게 다섯 가지 내용을 미리 숙지해 오면, 첫 진료부터 아이의 상태를 훨씬 더 체계적이고 신속하게 파악하는 데 큰 도움이 됩니다. 물론, 이렇게 미리 준비하는 것이 아이의 상태를 파악하는 데 큰 도움이 되는 것은 사실입니다. 그렇다고 해서 혹시 준비가 부족할까 봐 방문 자체를 망설일 필요는 없습니다. 성장 클리닉은 절대로 문턱이 높은 곳이 아닙니다. 꼭 다섯 가지 내용을 하나씩 적어오지 않더라도, 우선 방문해서 편안하게 면담을 나누는 것이 가장 중요합니다. 부디 가벼운 마음으로 들러주시기 바랍니다.

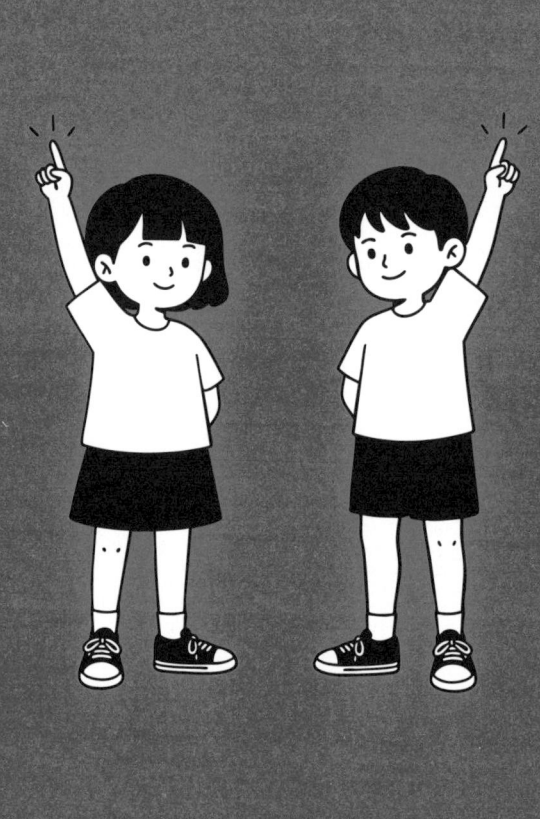

CHAPTER 3

숨은 키 되찾는 성장 솔루션

성장호르몬 주사, 맞으면 정말 키가 크긴 하나요?

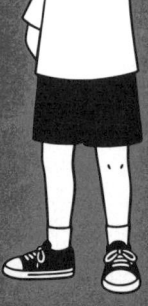

☑ 키 성장에 성장호르몬은 가장 중요한 호르몬

☑ 의학적 소견이 있을 경우 가장 효과 좋음

☑ '기적의 주사'는 아니므로 개인차 고려

성장호르몬 주사는 이름만 들어도 아이의 키를 쑥쑥 자라게 해줄 것 같은 기대를 갖게 합니다. 하지만 실제로 그 효과는 아이의 나이와 상태에 따라 조금씩 차이가 있습니다. 성장호르몬 주사는 어떤 원리로 작용하며, 언제 어떻게 치료를 시작해야 가장 효과가 있을까요?

성장호르몬은 뇌하수체 전엽에서 분비되는 가장 중요한 성장 관련 호르몬입니다. 주로 깊은 수면 중, 운동 시, 공복 상태일 때 활발히 분비되며, 성장판의 연골세포를 직접 자극해 세포 분열과 증식, 비대를 유도해 키를 키웁니다. 또한 간에도 작용해 IGF-1(인슐린 유사 성장 인자-1)이라는 2차 성장 유도 물질의 생성을 촉진하기도 합니다. IGF-1은 키 성장을 이루는 핵심 인자로, 성장판에서 연골세포의 증식과 골화 과정을 직접 조절합니다. 결국 성장호르몬과 IGF-1이 함께 작용해 뼈의 길이를 길게 자라도록 유도하는 것입니다.

성장호르몬은 아이가 부쩍 클 때 가장 많이 나올 것 같지만, 꼭 그렇지만은 않습니다. 성장호르몬 분비의 절정기는 10대 후반부터 20대 초반까지입니다. IGF-1 또한 비슷한 시기에 절

연령별 성장호르몬 변화

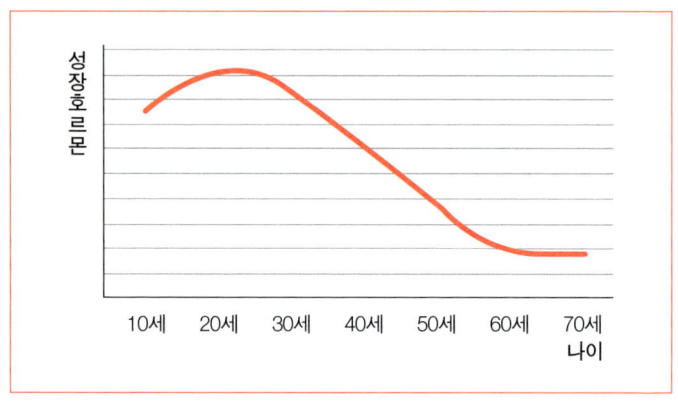

출처: 한국운동과학회지

연령별 IGF-1 분비량

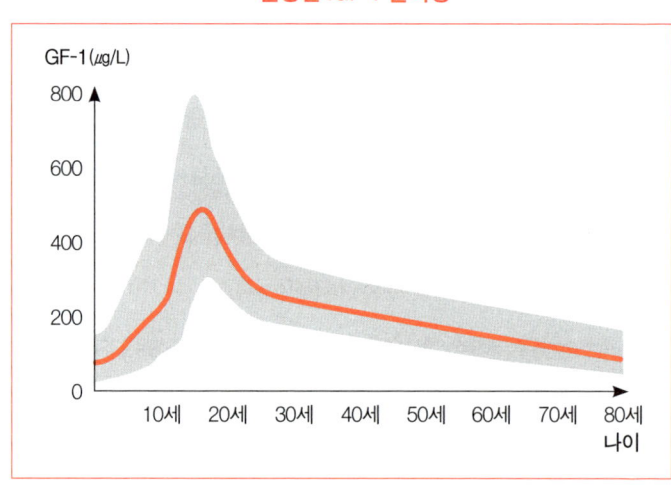

쑥쑥 크는 아이는 이유가 있다

정기를 맞습니다. 그렇다고 20대 초반에 훌쩍 크는 사람은 없지요. 성장판이 닫혔기 때문입니다. 이때 분비되는 성장호르몬은 주로 세포 재생과 조직 유지에 쓰입니다. 똑같은 호르몬이라도 성장판이 열려 있을 때 나와야 비로소 힘을 발휘하는 것입니다.

성장호르몬 주사 치료는 바로 이 호르몬 분비를 인위적으로 보충해, 성장 잠재력이 부족한 아이의 성장을 돕는 치료법입니다. 특히 의학적으로 다음과 같은 소견이 있는 경우 뚜렷한 효과를 나타냅니다.

- ✓ 성장호르몬 결핍증
- ✓ 터너 증후군
- ✓ 프라더윌리 증후군
- ✓ 만성 신부전
- ✓ 저신장 부당경량아 (출생 시 임신 주기에 따른 표준 체중 및 표준 신장보다 2표준편차 이상 작은 경우)
- ✓ 누난 증후군

이들 질환이 있는 아이들에게 성장판이 열려 있는 동안 꾸준히 주사 치료를 진행하면 최종 성인 키가 평균 4~6㎝, 일부는 5~10㎝ 이상 자라는 경우도 보고되었습니다. 특히 성장호르몬 결핍이 있는 아이는 연간 10~12㎝ 이상 자라는 경우도 많고, 장기적으로는 부모의 중간 키에 근접할 수 있습니다.

또한 특발성 저신장증(키가 하위 3% 이하면서도 뚜렷한 질환은 없는 경우)도 치료를 통해 평균 5㎝ 이상 키가 더 자랄 수 있다는 연구들이 존재합니다.

특별한 질환이나 결핍이 없는 '의학적 정상'의 경우는 어떨까요? 이런 아이들은 성장호르몬 주사를 맞아도 확실한 효과를 보장하긴 어렵습니다. 일부 연구에서는 3년 이상 장기 치료 시 5~6㎝의 추가 성장이 가능하다고 보고되지만, 이는 모든 아이에게 해당되는 수치는 아닙니다. 성장호르몬 주사는 단기간에 키를 쑥쑥 자라게 해주는 '기적의 주사'가 아닙니다. 하지만 올바른 대상에게, 적절한 시기에, 충분한 시간 동안 사용한다면 키 성장에 의미 있는 도움을 줄 수 있지요. 단순히 '크고 싶다'는 열망만으로 결정하지 말고, 전문의와 함께 종합적으로 분석한 뒤 치료에 들어가기를 권합니다.

쑥쑥 크는 아이는 이유가 있다

호르몬 주사라 부작용이 걱정되는데 괜찮을까요?

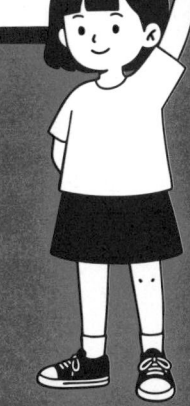

☑ 대부분은 특별한 부작용 없어
☑ 말단비대증은 클리닉 검사로 선제적 확인 가능
☑ 추적 관찰을 위해 주기적 진료가 필수

성장호르몬 주사는 성장 클리닉의 중요한 치료 중 하나지만, '호르몬'이라는 단어 자체가 아무래도 걱정을 안겨주기도 합니다. 과연 성장호르몬 주사는 안전할까요? 부작용은 얼마나 자주, 얼마나 심각하게 나타날까요?

현재까지의 연구와 임상 보고에 따르면, 성장호르몬 주사 치료를 받는 아이 중 약 3% 내외에서 부작용이 나타나는 것으로 알려져 있습니다. 즉, 대부분의 아이는 특별한 이상 없이 치료를 잘 견뎌냅니다. 물론 성장호르몬 사용이 증가하면서 관련 부작용 사례도 함께 보고되고 있지만, 심각한 경우는 매우 드물며, 대부분 초기 증상으로 발견되고 관리가 가능합니다. 주로 보고되는 경미한 부작용은 다음과 같습니다.

✓ 주사 부위 이상: 통증, 부기, 발적, 가려움, 출혈 등
✓ 신경계 증상: 두통, 어지러움, 드물게 두개내압 상승
✓ 소화기 증상: 구토, 메스꺼움, 상복부 통증
✓ 피부 반응: 발진, 두드러기, 전신 가려움증
✓ 근골격계 증상: 관절통, 근육통, 대퇴골두 골단 분리증, 척추측만증, 고관절 탈구
✓ 대사 관련 변화: 일시적 고혈당, 갑상샘 기능 변화 등

일부에서는 성장호르몬과 암 발생 가능성에 대한 우려도 있지만, 현재까지 직접적인 인과관계가 있다는 연구 결과는 발표된 바 없습니다.

요즘 특히 많이들 문의하는 부작용은 비대증입니다. 성장호르몬이 지속적으로 과잉 분비될 경우, 불균형하게 크거나 몸속 장기가 비대해질 수 있습니다. 이렇게 생기는 질환이 바로 거인증과 말단비대증입니다.

거인증은 성장판이 열려 있는 상태에서 성장호르몬이 과도하게 분비되어 키가 비정상적으로 자라는 질환이고, 말단비대증은 성장판이 닫힌 이후에도 성장호르몬이 넘쳐나 손, 발, 얼굴 같은 말단 부위가 비대해지는 질환입니다. 참고로 거인증과 말단비대증이 나타날 정도의 성장호르몬 과잉은 주로 뇌하수체의 양성 종양 등에 의해 발생합니다.

병적으로 성장호르몬이 쏟아지는 상황에서는 심장, 간, 신장 등 내부 장기도 함께 커질 수 있습니다. 심장이 커지면 심부전의 위험이 높아지고, 간이 커지면 간기능 저하나 복부 불편감, 소화장애 등이 나타날 수 있습니다. 특히 간비대증

hepatomegaly은 IGF-1의 과잉 생산과 연관되어 간기능에 과부하를 줄 수 있습니다. 드물지만 지방간, 간섬유화와 같은 문제로 이어질 수 있다는 보고도 있습니다.

과잉된 성장호르몬은 심근세포의 구조에도 영향을 미칠 수 있습니다. 심근세포 내 근섬유 배열이 바뀌고 심장벽이 두터워지며 심근병증으로 악화될 수 있습니다. 물론 이런 경우는 극히 드물며, 치료 도중 정기적인 심장 초음파, 흉부 엑스레이, 혈액검사 등을 통해 조기에 확인 가능하니 안심해도 됩니다.

"매번 같은 용량을 처방하면서 왜 이렇게 자주 병원에 오라고 하나요?"

병원에 주기적으로 방문해달라는 요청에 의아해하는 분이 많습니다. 귀찮게 느껴지는 정기 검진은 사실 지속적인 추적 관찰을 통한 이상 유무 판단을 위한 자리이기도 합니다. 클리닉에서는 정기적인 진단을 통해 안전한 용량을 단계적으로 사용하므로 부작용이 거의 없지만, 환자 상태에 따라서 장기 비대증 등이 발생할 수 있으니 꾸준한 검진으로 부작용을 사전에 차단하기를 권합니다.

쑥쑥 크는 아이는 이유가 있다

003

성장호르몬, 언제부터 맞는 게 가장 좋을까요?

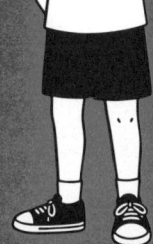

☑ '나중에 클 키를 당겨 키운다'는 속설은 오해
☑ 성장호르몬 치료는 되도록 사춘기 전에
☑ 성장호르몬은 맞춤형 전문 치료

성장호르몬 치료에 대해 가장 흔히 들리는 오해 중 하나는, '나중에 클 키를 미리 당겨서 키우기 때문에 오히려 성장판이 일찍 닫히고 최종 키가 작아진다'는 주장입니다. 하지만 이건 명백한 오해입니다. 성장호르몬은 성장을 '당겨서 끝내는' 약이 아니라, 성장판이 열려 있는 동안 키가 잘 자랄 수 있도록 돕는 치료입니다. 사춘기와 치료 시기가 겹치면 마치 치료 때문에 성장판이 빨리 닫힌 것처럼 보일 수 있습니다. 그러나 이는 성장호르몬 주사 때문이 아니라 성호르몬 분비로 인한 사춘기 영향 때문입니다. 즉, 주사 때문에 성장이 빨리 멈추는 것이 아니라, 사춘기 자체가 성장판 폐쇄를 앞당긴 것입니다.

성장호르몬 치료는 성장 속도가 현저히 떨어졌을 때나, 성장호르몬 결핍으로 진단됐을 때 시작하게 됩니다. 특히 조기에 시작할수록 치료 효과가 더 큰데, 가장 이상적인 치료 시점은 사춘기가 시작되기 전입니다. 일반적으로 여아는 만 10세 이전, 남아는 만 12세 이전이 이상적인 시기로 여겨집니다. 이 시기를 지나면 사춘기 호르몬의 분비가 급격히 증가하면서 성장판의 골화가 빠르게 진행되기 때문에, 치료를 시작하더라도 효과가 떨어질 수 있습니다.

쑥쑥 크는 아이는 이유가 있다

사춘기에 접어들면 여아는 평균적으로 11세 전후, 남아는 13세 전후에 급성장기를 경험하게 되는데, 이 시기에는 연간 7~10cm가량 성장할 수 있지만, 여아는 초경이 시작된 후에는 성장 속도가 급격히 줄어들어 평균 2~3cm 정도 더 자라고 성장판이 닫히는 경우가 많습니다. 걱정이 앞서 때를 놓치면 크게 손해를 보겠지요.

많은 부모가 성장호르몬 치료를 아이가 너무 어릴 때 시작하면 혹시라도 부작용이 생기지 않을까 걱정하고, 반대로 너무 늦게 시작하면 효과가 떨어질까 불안해합니다. 그러나 성장호르몬은 일정한 적응증과 평가 절차를 거친 후 시작되는 전문 치료이니 너무 걱정하지 않아도 괜찮습니다. 정기적인 진료를 통해 맞춤형 성장 모니터링을 병행하면서 진행하므로, 상태에 따라 조절도 가능합니다. 무작정 오래 맞히지도 않고, 무리하게 호르몬을 쓰지도 않으니 안심하세요.

004

뼈나이가 높다는데 호르몬 주사 당장 맞아야 하나요?

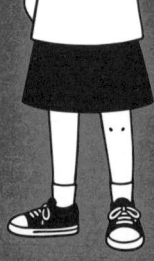

☑ 이차성징과 함께 뼈나이 높으면 억제 치료 가능
☑ 뼈나이만 높다고 무조건 치료할 수는 없어
☑ 과도한 인위적 개입은 자연스러운 성장 방해

요즘은 성장에 관심을 기울이는 부모가 많아서인지, 뼈나이가 높으니 무작정 주사 치료를 시작하자고 오는 보호자도 있습니다. 그러나 뼈나이가 빠르다고 해서 무조건 성호르몬 억제나 성장호르몬 치료가 가능한 것은 아닙니다. 뼈나이뿐 아니라 이차성징의 발현, 호르몬 수치, 그리고 다른 임상적 조건까지 복합적으로 고려해야 진정으로 치료가 필요한지를 판단할 수 있습니다. 예를 들어 여아의 가슴 멍울이나 남아의 고환 크기 증가 같은 이차성징이 나타난 상태라면, 즉 성호르몬 수치가 높은 상태에서 뼈나이도 빠른 거라면 면밀히 살핀 후 성호르몬 억제 치료나 성장호르몬 치료를 고려할 수 있습니다. 그러나 단순히 뼈나이만 앞선다고 주사 치료를 받는 것은 과잉 진료가 될 수 있으며, 정상적인 성장 과정에 불필요한 간섭을 초래할 우려도 있습니다.

특히 성호르몬 치료의 효과는 성호르몬 수치가 충분히 높아진 상태에서만 드러난다는 점을 이해해야 합니다. 성호르몬이 낮은 상태에서는 성호르몬 억제 약물의 효과가 발휘되지 않으며, 설령 이러한 약물을 사용하더라도 아무런 의미가 없습니다. 이는 마치 열이 나지 않은 사람에게 해열제를 복용시키는 것과 같습니다. 실제로 열(증상)이 있을 때 해열제를 복용해야 효과가 있는 것처럼, 성호르몬이 있어야만 억제도 할 수 있습니다. 성호르몬이 나오지 않는 상태에서 뼈나이가 걱정된다는 이유로 성호르몬 억제 치료를 시작한다고 해도, 실제로 작용할 호르몬 수치가 충분하지 않기 때문에 효과가 거의 없을 수밖에 없습니다. 오히려 호르몬만 교란되는 불필요한 치료가 되겠지요.

성조숙증 치료의 대표적인 약물인 성선자극호르몬 억제제는 성호르몬 수치가 일정 수준 이상 올라가서 사춘기가 본격적으로 진행될 때 효과를 발휘합니다. 과도한 개입은 아이의 정상적인 성장 리듬을 방해하거나 심리적 부담을 줄 우려가 있다는 걸 명심하세요.

쑥쑥 크는 아이는 이유가 있다

이차성징과 성장, 그 미묘한 호르몬 밸런스

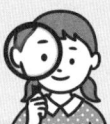

9세에 월경을 시작한 여아

9세, 초등 3학년 여아가 엄마 손을 꼭 잡고 진료실에 들어섰습니다. 처음 마주한 인상은 '조금 조숙하구나'였습니다. 키도 또래보다 크고, 얼굴이나 체형도 훨씬 성숙해 보였습니다. 엄마는 걱정 가득한 얼굴로 말했습니다.

"여덟 살부터 가슴이 조금씩 나오더니, 아홉 살 되자마자 생리가 시작됐어요. 너무 빠른 거 아닌가요?"

엄마는 본인이 11세에 초경을 시작했기 때문에, 아이가 이렇게 빨리 사춘기를 맞이하리라고는 상상도 못 했다고 합니다. 아이는 의학적 성조숙증 진단 기준에는 조금 부족했지만, 분명 평균보다 빠르게 성숙해지고 있었습니다. 또래보다 일찍 분비된 성호르몬은 성장판을 더 빨리 닫히게 할 수 있습니다. 지금은 키가 크다고 해도, 예상보다 일찍 성장이 멈출 가능성이 생기는 것이죠. "초등학생 때 키가 지금 제 키예요" 하고 말씀하는 어른들이 계신데, 바로 이런 사례가 이른 초경 후 예상보다 일찍 성장을 멈춘 경우로 볼 수 있습니다. 그래서 이른 초경이 있으면 반드시 성장판 상태를 확인하고 최종 예상 키를 분석하는 과정이 필요합니다.

또 하나의 중요한 부분은 정서적인 변화입니다. 몸은 성숙해졌지만 마음은 여전히 아홉 살입니다. 또래 친구 중 혼자 월경을 시작한 상황에서, 아이는 "왜 나만 이래?"라는 불안감과 위축을 느낄 수밖에 없습니다. 부모님이 "네 몸이 좀 더 빨리 자라고 있는 것뿐이야"라고 따뜻하게 설명해 주는 것만으로도 아이는 큰 위안을 받을 수 있습니다.

생활습관도 중요합니다. 과도한 체중 증가, 인스턴트 음식, 부족한 운동은 모두 호르몬 균형을 더욱 흔들 수 있어 주의가 필요합니다. 식습관과 수면 상태, 운동량 등을 함께 점검하며 관리 계획을 세워야 합니다.

9세에 월경을 시작한다는 건 신체적으로 평균보다 약 2년 정도 빠르게 시작한다는 뜻입니다. 이 시기의 몸과 마음은 전문가의 꼼꼼한 관찰과 부모의 따뜻한 지지가 함께 필요합니다. 이른 성숙이 무조건 나쁘다는 의미는 아닙니다. 다만 성조숙증으로 진단되지 않더라도

쑥쑥 크는 아이는 이유가 있다

성장과 심리에 영향을 미칠 수 있는 '조기 사춘기' 범주에 들어갈 수 있기 때문에, 전문의와 함께 성장판 상태를 확인하고 생활습관을 조율하는 것이 아이의 건강한 성장을 돕는 길입니다.

초등 고학년에 이미 성인처럼 수염이 난 남아

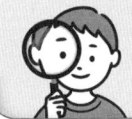

덩치도 크고 운동도 잘하는 11세 남아가 클리닉에 방문했습니다. 아이는 어느 날부터 친구들의 시선이 달라졌다며 어머니께 하소연했다고 합니다.

"야, 너 아빠처럼 수염 났다!"

"완전 중학생 같아. 너 진짜로 몇 살이냐?"

친구들의 농담에 어색하게 웃었지만, 집에 와서 거울을 보며 깜짝 놀랐습니다. 코밑과 턱 주변에 까슬까슬한 털이 눈에 띨 만큼 자라 있었기 때문입니다. 이상하게 느낀 어머니가 곧장 아이와 함께 클리닉을 찾았습니다.

"선생님, 아직 초등학생인데 수염이 너무 빨리 올라와요. 남편은 고등학생 때나 수염이 났다는데요……."

진료실에서 확인해 보니, 아이는 이미 음모가 꽤 나 있는 편이었고, 고환의 크기도 또래 평균보다 훨씬 컸습니다. 뼈나이는 13세 수준으로, 실제 나이보다 거의 두 살이나 앞서 있었습니다. 현재 키는 150㎝로 큰 편이었지만, 이 상태로 빠르게 진행된다면 성장판이 조기에 닫혀 최종 성인 키는 170㎝에도 못 미칠 상황이었습니다.

성호르몬을 조절하는 신호가 또래보다 일찍 활성화되면 테스토스테론이 빠르게 분비되고, 수염·목소리 변화·근육 발달 같은 이차성징이 예상보다 빨리 나타납니다. 문제는 이 남성호르몬이 성장판을 닫히게 만든다는 점입니다. 이때는 성장 속도가 빠를수록, 성인 키가 작아질 수 있습니다.

남자아이들의 성조숙증은 여자아이들보다 더 자세한 검사가 필요합니다. 특히 머리 MRI 검사를 꼭 해봐야 하는데, 약 30%에서 뇌종양이 발견되기 때문입니다. 다행히 이 아이는 호르몬 검사 및 머리 MRI에서 종양을 시사하는 소견이 없어, 특발성 성조숙증으로 진단하고 치료를 시작했습니다.

우선 사춘기가 두 단계 이상 앞선 상태라 정확한 판단을 위해 호르몬 수치와 성장판 상태, 사춘기 진행 정도를 함께 평가했고, 검사 후 정기적인 추적 관찰과 함께 상황에 따라 치료를 계획하기로 했습니다.

진료를 마치고 돌아가는 길에 어머니는 이렇게 말해주었다고 합니다.

"네 몸이 빨리 자라는 건 특별한 일이지만, 잘못된 건 아니야. 넌 여전히 초등학생이고, 씩씩한 우리 아들이야."

아이는 쑥스러운 듯 웃으며 대답했습니다.

"엄마, 내 몸은 너무 빨리 어른이 되려는 거 같아. 근데 엄마가 있어서 괜찮아."

겉으로 드러나는 수염이나 외모의 변화는 단순히 조숙하다는 말로 넘길 문제가 아닙니다. 성호르몬 분비, 성장판 닫힘 속도, 심리적 혼란까지 복합적으로 영향을 미치기 때문에, 아이의 성장을 객관적으로 진단하고, 마음까지 살펴주는 접근이 필요합니다. 성장 시계가 빠르게 돌아가는 만큼, 아이의 건강과 자존감을 지키는 시계도 함께 맞춰야 합니다.

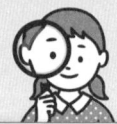

초경이 아직 오지 않은 고등학생

17세, 고등학교 2학년 여아 사례입니다. 키가 150cm로, 또래 평균보다 10cm가량 작은 아이는 아직까지 월경도 하지 않았습니다. 사실 아이는 초등학교 저학년 때부터 또래보다 키가 작아 걱정이 이만저만이 아니었다고 합니다. 무엇보다 걱정되는 건 유방 발달 같은 사춘기 징후조차 거의 나타나지 않는다는 점이었습니다.

기본적인 신체 검사와 함께 뼈나이와 호르몬 검사를 진행했습니다. 검사 결과 뼈나이는 실제 나이보다 4년 정도 어린 13세 수준이었고, 성선자극호르몬LH, FSH과 에스트로겐 수치도 또래 평균보다 현저히 낮아, 사춘기가 늦어진 상태라는 점이 확인되었습니다. 다행히 갑상샘기능이나 성장호르몬 분비에는 이상이 없었고, 염색체 검사에서도 터너 증후군 등 특별한 질환은 발견되지 않았습니다. 그저 '늦은 아이'일 뿐이었지요. 의학 용어로 말하자면 '체질성 사춘기 지연'이라고 볼 수 있겠습니다. 성호르몬의 분비가 늦어지면서 사춘기와 성장이 모두 지연되고 있었던 것입니다. 우선 성호르몬 치료를 통해 사춘기를 유도하기로 했고, 영양 상태 개선과 수면, 운동 습관도 함께 점검해나갔습니다.

그로부터 1년 후, 다시 만난 아이는 눈에 띄게 달라져 있었습니다.

쑥쑥 크는 아이는 이유가 있다

유방 발달 등 이차성징이 또래 수준으로 진전되었고, 마침내 초경도 시작되었습니다. 키도 5㎝가량 자랐고, 최종 예상 키도 평균 범위에 안착했습니다. 아이는 어머니와 함께 활짝 웃으며 말했습니다.

"저만 생리가 늦어서 조금 눈치 보였는데, 이제 저도 친구들처럼 자연스럽게 학교생활을 할 수 있을 것 같아요."

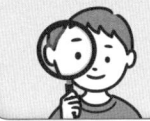

중간에 호르몬 치료를 포기한 중학생 남아

145㎝로 또래 평균보다 약 10㎝ 작은 14세, 중학교 2학년 남아의 이야기입니다. 이 아이는 초등학교 저학년 때부터 줄곧 키가 작다는 이야기를 듣다가 초등 고학년에 들어설 무렵 클리닉에 방문했습니다. 검사 결과 성장호르몬 분비가 부족한 것으로 확인되어 그때부터 지금까지 쭉 치료를 받는 중이었습니다.

치료 첫해는 순조로웠습니다. 약 6㎝가 자라며 부모님과 아이 모두 기대가 컸지요. 하지만 그다음 해부터는 성장이 둔화되기 시작했고, 치료에 대한 고민도 하나둘 쌓여갔습니다. 매일 맞아야 하는 주사에 대한 불편함, 치료가 길어질수록 커지는 심리적 부담, 그리고 경제적인 문제까지 겹치며 중학교 2학년에 들어서서 결국 치료를 중단하기로 결정했습니다.

안타까운 마음에 이유를 물어보니 가장 결정적인 건 "이렇게까지 했는데, 정말 키가 클 수 있을까?"라는 불안함이었습니다. 클리닉 측에서는 치료 지속을 권했지만 강하게 결심한 터라 마음을 돌리기 어려웠습니다.

나중에 지인을 통해 그 뒤의 이야기를 들어보니 아이는 치료를 멈춘 뒤, 성장 속도가 더욱 둔화되었다고 합니다. 또래 친구들과의 키 차이는 계속 벌어졌고, 아이는 그 사실을 누구보다 예민하게 느꼈을 것입니다. 키가 작다는 이유로 자신감이 떨어지며 학교생활에서도 위축되는 일이 잦아졌습니다. 심리적인 불안감과 스트레스도 자연스럽게 따라왔다고 합니다.

성장호르몬 치료는 아이와 가족 모두에게 결코 쉬운 길이 아닙니다. 치료를 계속할지, 중단할지 고민 중인 많은 부모님께 꼭 전하고 싶은 말이 있습니다. '지금의 키'보다 더 중요한 건 '앞으로의 성장 가능성'입니다. 무엇보다 아이의 마음을 함께 돌보며 신중하게 방향을 정해나가시길 바랍니다.

쑥쑥 크는 아이는 이유가 있다

005

중도 포기 없이 치료받고 싶은데 최종 비용이 얼만가요?

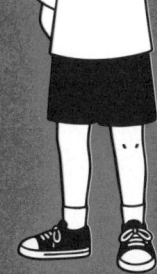

☑ 호르몬 치료는 시작하면 끝까지 가야 효과적

☑ 월 80~150만 원, 연 1천~1천 800만 원 소요

☑ 일정 기준에 따라 건강보험 혜택 가능

성장호르몬 치료 상담 시 많이 받는 질문이 바로 "총 비용은 대략 얼마나 들까요?"입니다. 호르몬 치료는 한번 시작하면 일정 기간 동안 꾸준히 이어져야 효과를 볼 수 있습니다. 부모님 입장에서는 전체 치료 기간을 염두에 둔 비용이 중요할 수밖에 없지요. 중간에 경제적 문제로 중단하면 아이들의 실망이 이만저만 아니니까요. 게다가 초등 때 치료를 시작했다가 이차성징이 명확해지는 시기에 치료를 중단하면, 예상 키 손실도 생길 수밖에 없습니다. 그러니 더더욱 시작할 때 가정 경제를 고려한 결심이 필요합니다.

성장호르몬 치료는 일반적으로 의료보험이 적용되지 않는 항목이라 다니는 병원, 맞는 주사제 브랜드, 아이의 체중 등에 따라 가격이 천차만별입니다. 일반적으로 30kg 아이 기준, 한 달에 약 80만 원에서 150만 원 사이의 비용이 소요되는데, 최 젓값과 최곳값이 2배나 차이 날 정도로 격차가 크지요. 그중 평균치로 잡고 연간으로 환산하면 약 960만 원에서 1,800만 원 정도를 예상할 수 있습니다. 성장호르몬 치료 종료 시기를 여아 14~15세, 남아 15~16세로 볼 경우, 현재 시점부터 그때 까지의 전체 예산을 어느 정도는 짐작할 수 있습니다.

쑥쑥 크는 아이는 이유가 있다

다행히 성장 치료에 의료보험이 적용되는 때도 있습니다. 키가 또래보다 유의미하게 작고, 의학적으로 성장호르몬 결핍이 확인된 경우에는 건강보험 혜택을 받을 수 있습니다.

일반적인 아이들이 저신장으로 건강보험 적용을 받기 위해서는 세 가지 기준을 모두 충족해야 합니다. 첫째, 만 나이 기준으로 신장이 3퍼센트 이하일 것. 둘째, 두 가지 이상의 성장호르몬 자극 검사에서 결핍이 확진될 것. 셋째, 실제 나이에 비해 뼈나이가 지연되어 있을 것. 이 조건을 만족할 경우 만 2세 이후부터 성장판이 닫히기 전까지 쭉 보험 적용이 가능하며, 뼈나이 기준으로는 여아 14~15세, 남아 15~16세까지 혜택을 받을 수 있습니다.

단, 이 연령에 포함되더라도 현재 키가 여아 153㎝, 남아 165㎝를 초과하면 건강보험 적용 대상에서 제외되어 치료 전액을 본인이 부담해야 합니다. 따라서 치료 시작 전 아이의 성장 상태와 검사 결과를 꼼꼼히 확인하고, 전문의 상담을 통해 보험 적용 여부와 예상 비용을 미리 계산해 두는 것이 좋겠지요.

성장호르몬 치료는 짧은 기간에 끝나는 치료가 아닌 데다 꾸준한 관리와 정기적인 모니터링이 필요한 만큼, 가족의 경제 상황과 치료 지속 가능성을 충분히 고려해 계획적으로 접근하는 것이 현명합니다.

TIP 성장호르몬 주사제 관리법

성장호르몬 주사제는 반드시 적정 온도인 2~8℃에서 보관해야 합니다. 대개 냉장고의 냉장실 온도와 비슷하지요. 단, 냉장고 내부의 위치에 따라, 0℃ 아래로 떨어지는 부분이 있을 수 있으므로, 상대적으로 냉기가 강하지 않은 냉장고 문 쪽에 두되, 자주 여닫지 않는 위치가 좋습니다.

주사는 근육이 아닌 피하에 놓아야 합니다. 매일 주사하기 때문에 한 곳에 반복적으로 놓을 경우, 상처가 생기거나 지방조직이 단단해질 수 있습니다. 그러면 약물의 흡수가 제대로 되지 않기도 하니, 피부가 딱딱해지지 않도록 주사 부위를 돌아가면서 맞도록 하세요.

006

월경이 시작됐어요! 성장 치료를 중단해야 하나요?

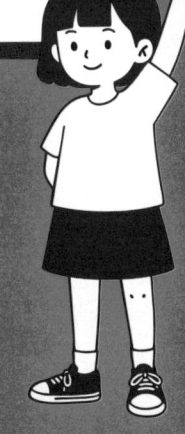

☑ 초경 후 성장판이 닫힐 때까지는 치료 가능
☑ 초경 후 6개월즈음에 치료 마무리
☑ 초경이 늦어진다고 성장에 큰 이득은 없어

"선생님, 저 초경 시작했어요. 어떡해요, 이제 끝난 거죠?"

저학년 때부터 꾸준히 진료받던 아이가 6학년이 되어 초경을 시작했다며 울상을 지은 적이 있습니다. 첫 생리가 시작되면 더 이상 키가 크지 않는다는 속설을 듣고 치료 중단을 고민한 것입니다. 실제로 클리닉에 다니는 많은 여자아이가 더는 키가 크지 않을까 봐 초경이 오는 걸 두려워하곤 합니다.

초경은 사춘기 여아의 성장 과정에서 매우 중요한 이정표입니다. 이차성징의 결정적 증거이기 때문입니다. 그리고 성장은 이차성징을 정점으로 빠르게 마무리되는 게 현실이지요. 그러나 중요한 건 '그래서 실제로 성장판이 언제 닫히느냐'이지, 초경 시점이 아닙니다. 성장호르몬 주사는 성장판이 열려 있는 동안에는 쭉 효과가 있기 때문에, 초경 이후에도 성장판이 열려 있으면 키는 더 자랄 수 있습니다.

일반적으로 여아는 초경 후 1~3년 이내에 성장판이 닫히는 경향이 있으며, 이 시기에는 성장 속도가 빠르게 둔화되기는 합니다. 그러나 성장판이 완전히 닫히지 않았다면 치료를 지속할 수 있습니다. 실제로 초경 이후에도 성장호르몬 치료를 통해 2~4cm 정도 추가 성장을 보이는 경우도 적지 않습니다.

쑥쑥 크는 아이는 이유가 있다

다만 초경 이후에는 성호르몬의 영향으로 성장판이 빠르게 닫히기 시작하므로, 그만큼 성장 여유 기간이 줄어들고 치료 효과도 제한적일 수밖에 없습니다. 이 때문에 많은 경우, 월경이 시작된 이후 약 6개월 정도 치료를 이어가다가 종료합니다.

반대로 중학생이 되었는데도 아직 월경을 시작하지 않은 경우도 있습니다. 이런 아이들은 "난 아직 초경 전이니 계속 클 수 있을 거야"라고 안도하는 경향이 있는데, 성장이라는 것이 그렇게 간단하게 풀리는 문제는 아닙니다. 이미 가슴이 발달하고 음모가 나는 등, 사춘기의 다른 이차성징이 진행되었다면, 체내에서는 진작에 여성호르몬이 분비되고 있다는 뜻입니다. 이러면 월경 여부와는 상관없이 성장판이 이미 닫히는 과정에 들어갔을 가능성이 높습니다. 이때 성장호르몬을 주사 중이라면 초경을 할 때까지 성장호르몬 주사를 계속 맞는 것이 아니라 뼈나이 13세경 종료를 고려하기도 합니다.

게다가 월경 지연은 다른 문제의 신호탄일 수 있습니다. 호르몬 불균형, 난소 기능 저하, 만성 질환이나 영양 문제 등의 원인 때문이라면 문제가 더 심각해질 수 있지요. 월경이 늦어진다면 성장 전문가와의 상담이 반드시 필요합니다.

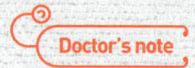

 **이차성징의 순서와
급속 성장기 간이 계산법**

성장 클리닉을 다니는 아이들의 부모님은 이차성징의 징후에 대해 매우 민감하게 반응합니다. 이차성징을 기점으로 키 성장 그래프가 급변하기 때문입니다.

사춘기에는 키가 단기간에 빠르게 자라는 '급성장기Peak Height Velocity, PHV' 구간이 나타납니다. 이 시점은 아이가 영유아기를 제외하고 일생에서 가장 빠르게 자라는 시기로, 이후에는 성장 속도가 급격히 떨어지고 성장판도 점차 닫힙니다. 이차성징 도중에 겪는 급성장기를 놓치지 않고 적절히 관리하면 오랫동안 성장 잠재력을 유지할 수 있습니다. 또 급성장기를 통해 성장할 시간이 얼마나 남았는지도 예측할 수 있지요. 그래서 아이가 초등 고학년에 접어들면 이차성징이 언제 발현될지, 급성장기가 너무 빨리 오는 건 아닌지 전전긍긍하며 지켜보는 분이 많습니다.

그렇다면 대체 어떤 순서로 이차성징이 발현되고, 또 급성장기와 가장 맞닿아 있는 징후는 무엇일까요? 몸의 여러 군데에서 발생하는 다양한 징후 중에 결정적인 징후는 어떻게 찾아내야 할까요?

남녀 이차성징 징후 및 순서

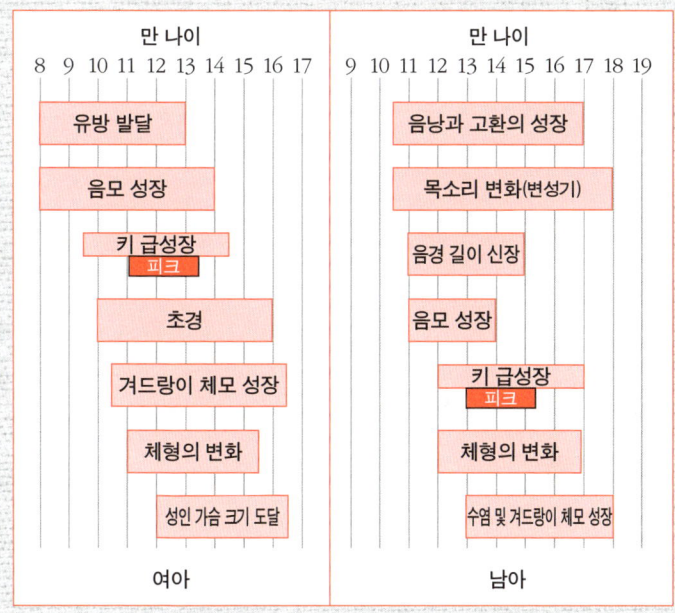

앞의 그래프는 남아와 여아의 이차성징 징후를 나이대별로 정리한 것입니다. 사람에 따라 시기나 순서에 약간의 차이가 있기는 하지만, 대략 이 순서를 따르니 미리 알아두는 것이 좋습니다.

여아 성장 및 급성장 패턴

유방 발달 및 음모 발생: 보통 8~9세에 유방이 부풀기 시작하며 사춘기의 시작을 알립니다. 이후 음모가 생식기 주변에 나타나기 시작합니다.

급성장 시기: 유방 발달 시작 후 1~2년 사이에 키가 급속히 자라기 시작합니다. 보통 10~12세에 성장 속도가 최고조에 달합니다.

성장 멈춤 시기: 대부분 초경 후 1~3년 이내에 성장판이 서서히 닫히면서 키 성장이 완만해지고 멈추게 됩니다. 평균 성장 멈춤 시기는 13~15세 사이입니다.

쑥쑥 크는 아이는 이유가 있다

남아 성장 및 급성장 패턴

고환과 음경 발달 및 음모 발생: 보통 10~12세에 고환 크기가 커지면서 사춘기가 시작됩니다. 음모는 이보다 약간 늦게 생기며, 음경도 조금 늦게 커나갑니다.

급성장 시기: 고환 발달 시작 후 약 1~2년 지나면서 급성장이 시작되어 12~14세에 최고조에 달합니다.

성장 멈춤 시기: 남아는 최고조 이후의 잔여 성장이 더 긴 편이며, 성장판도 여자보다 늦게 닫힙니다. 보통 16~18세까지 성장할 수 있습니다. 참고로 사춘기 남아의 전형적 특징으로 대표되는 수염과 겨드랑이 체모 성장은 가장 늦게 발현되는 징후입니다. 겉모습만 보고 아직 이차성징이 오지 않았다고 안심할 수 없는 이유입니다.

앉은키나 현재 키로 알아보는 급성장기 단순 계산

아이가 현재 급성장기에서 얼마나 앞서 있거나 뒤처져 있는지를 수치로 나타낸 지표도 있습니다. 바로 성숙 지연도 Maturity Offset 계산법입니다. 이는 의학적 진단 도구는 아니고,

운동 과학 분야에서 사용하는 간이 테스트에 가깝습니다. 청소년 선수의 급성장에 따른 훈련량, 강도, 훈련 내용을 조절하기 위해 생물학적 성숙도를 간접적으로 추정하는 틀이지요. 계산법은 다음과 같습니다.

남아	여아
−8.128741 + (0.0070346 × (나이 × 앉은키))	−7.709133 + (0.0042232 × (나이 × 키))

12세 6개월에 앉은키 80㎝인 남학생을 계산해 볼까요?

$$-8.128741 + (0.0070346 × (12.5 × 80))$$

공식에 대입하면 −1.09이라는 값이 나오는데, 이는 급성장기가 아직 1년 정도 남았다는 뜻입니다.

공식이 있으니 쉽고 간단하지요. 이런 방법은 의학적인 검사 없이 바로 계산 가능하므로 편리하지만, 정확도는 다소 낮을 수 있으니 참고만 하는 것이 좋습니다.

쑥쑥 크는 아이는 이유가 있다

007

침, 한약 등 한방으로 보조하면 더 나을까요?

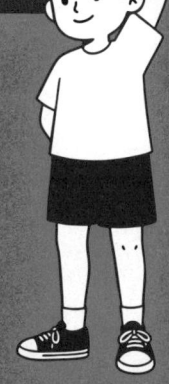

☑ 오가피와 황기 등, 성장률 증명한 한약재 존재
☑ 아직은 과학적 근거가 부족
☑ 보조적으로 활용 가능

한의학에도 성장 클리닉이 있습니다. 그래서인지 이미 성장 호르몬 주사를 맞고 있는 와중에도 한약이나 침 같은 한방 치료가 키 성장에 효과가 있는지 조심스레 묻는 분이 있습니다.

한의학에서는 예로부터 성장에 도움을 주는 다양한 약재가 사용됐다고 합니다. 오가피, 녹용, 황기, 당귀, 천궁, 숙지황 등이 대표적인데, 오가피는 동물실험에서 뼈 길이를 길게 하는 효과가 있었다는 보고가 있고, 황기는 일부 임상 논문에서 키 성장률을 약 17% 높였다는 결과도 있습니다. 'HT042'로 잘 알려져 있지요. 하지만 이 같은 연구는 대부분 소규모이거나 제한적인 조건에서 진행된 경우가 많아, 일반화하기엔 과학적 근거가 충분하지 않다는 한계가 있습니다. 실제로 키 성장을 목적으로 한약을 복용했을 때 어느 정도 효과가 있는지에 대해서는 아직 명확한 결론이 내려지지 않았습니다.

한약에는 매우 강력하고 즉각적인 작용을 하는 성분이 많습니다. 게다가 양의학에서는 약물 간의 상호 보완 관계와 길항작용, 부작용 등을 활발히 연구하지만, 한약과의 관계는 거의 연구하지 않습니다. 따라서 이미 성장 클리닉에서 성장호르몬 치료를 시작한 단계라면, 한약 복용은 되도록 삼가는 편

쑥쑥 크는 아이는 이유가 있다

이 낫습니다. 호르몬제와 한약이 맞부딪쳐 어떤 부작용이 나타날지 아무도 모르기 때문입니다.

한방 치료 중 요즘 각광받는 것이 바로 '성장판 침'입니다. 성장판 주변 혈자리를 자극해 뼈 성장에 도움이 되는 환경을 조성하는 치료입니다. 호르몬 주사를 맞고 있는 아이들도 보조 요법으로 자주 사용하는데, 일부에서는 만족스러운 결과를 경험하기도 합니다. 다만 침 치료 역시 효과에 대한 과학적 근거는 제한적이고, 성장판이 닫힌 이후에는 효과가 없다고 한의학계도 인정하고 있습니다.

침이나 한약 같은 한방 치료는 보조적으로 활용될 수는 있으나, 주된 성장 치료 방법으로 보기엔 아직 과학적인 명확한 근거가 부족합니다. 성장호르몬 주사나 운동, 수면, 영양 관리 등이 전 세계적으로 대규모 연구를 통해 효과가 검증된 것과는 대조적이지요. 주관에 따라 한방 치료를 병행하는 분도 계시지만, 개인적으로는 양의학으로 결정했다면 다른 치료에 흔들리지 않고 주치의를 믿는 것이 가장 좋은 결과를 가져온다고 생각합니다.

008

확실히 커지려면 수술이 가장 낫겠죠?

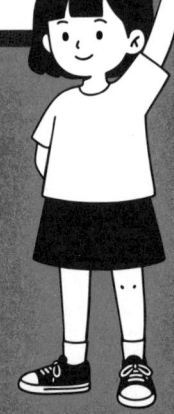

☑ 성장판이 닫혀도 사지연장술로 5~7㎝ 커질 수 있어

☑ 회복 기간이 길고 비용이 많이 드는 편

☑ 부작용과 합병증도 감안해야

성장 치료에 대한 의구심이 크거나, 혹은 성장호르몬 주사를 한두 달 맞았는데 차도가 없다고 느끼는 사람들이 다음으로 고민하는 것이 바로 '키 크는 수술'입니다.

사지연장술이라고도 부르는 이 수술은, 대퇴골(허벅지 뼈)이나 경골(정강이뼈)을 절골한 후 특수 장치를 이용해 서서히 늘이는 방식으로 키를 키우는 고난이도 정형외과 수술입니다. 대표적으로 뼈 바깥에 금속 프레임을 장착해 연장하는 외고정 방식(일리자로프), 자성체가 탑재된 장치를 내부에 삽입하여 외부 콘트롤러로 조정하는 내고정 방식(프리사이스), 그리고 이 두 가지 방식을 병합한 내·외고정 혼합 방식이 있으며, 방식마다 장단점과 부작용의 양상이 조금씩 다릅니다.

사지연장술의 가장 큰 장점은 성장판이 닫힌 성인도 수술을 통해 확실하게 커질 수 있다는 점입니다. 한 부위만 수술해도 보통 5~7cm, 두 부위를 동시에 수술할 경우 최대 10cm까지 키가 커진다는 보고가 있습니다. 작은 키로 인해 스트레스를 받아온 이들에게는 자신감 회복이나 심리적 만족이라는 긍정적인 효과도 큽니다. 더불어 선천적 또는 후천적인 다리 길이 차이, O자 다리 같은 변형이 있다면 이를 동시에 교정할 수도 있습니다.

하지만 수술이 단번에 키를 확 키워주는 '간단한 방법'은 결코 아닙니다. 뼈를 1cm 늘이는 데만도 약 1~2개월이 걸리며, 수술 후 회복까지는 최소 6개월에서 길게는 1년 이상 소요됩니다. 이 기간 동안 외부 장치를 착용하거나 보행에 제한을 받는 등 일상생활이 불편할 수밖에 없습니다.

특히 뼈가 늘어나는 과정에서 극심한 통증, 근육·신경의 당김, 수면 장애 등이 동반될 수 있고, 수술 후에는 매일 꾸준한 재활치료를 꼭 해야만 합니다.

사지연장술의 비용은 어느 정도 들까요? 최근 많이 사용되는 내고정 방식은 수술비만도 1~2억 원 이상입니다. 입원비와 재활비 등을 포함하면 경제적 부담은 상당히 클 수밖에 없습니다. 따라서 성장판이 열려 있다면 굳이 수술을 알아볼 필요는 없습니다. 다만 성장판이 대부분 닫힌 상태이고, 키에 대한 열망이 아주 크며 수술의 부작용 및 회복 과정에 대해 충분히 이해하고 감내할 준비가 되어 있다면, 사지연장술 역시 '마지막 수단'으로 신중하게 고려할 만한 선택지입니다.

쑥쑥 크는 아이는 이유가 있다

009

척추측만증, 평발을 치료하면 더 클까요?

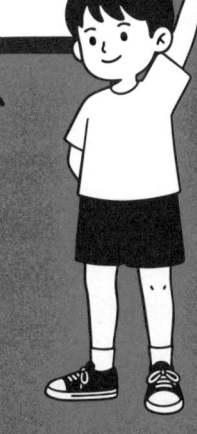

- ☑ 자세 교정으로 숨은 키를 되찾을 수 있어
- ☑ 성장판이 열린 상태라면 긍정적 효과
- ☑ 평발은 일상생활에 지장 없다면 치료 불필요

체형이 틀어져 있거나 자세가 좋지 않으면 실제 키보다 더 작아 보이는 경우가 많습니다. 예를 들어 척추가 굽거나 골반이 틀어진 상태에서는 상체가 아래로 눌린 것처럼 보여 키가 작아 보일 수 있습니다.

이처럼 자세 불균형은 신체의 정렬에 영향을 주어 '숨은 키'를 줄이는 요인이 됩니다. 척추측만증, 일자목, 라운드숄더, 골반 비대칭, 평발 등의 체형 문제를 교정하면, 척추와 관절의 배열이 바로잡히고 상체가 펴지면서 실제 키가 약 0.5~2cm 정도 더 커 보일 수 있습니다. 자세가 매우 안 좋았던 경우에는 2~3cm까지 커지기도 한다지만, 일반적으로는 1cm 내외의 변화가 흔합니다.

다만, 이런 체형 교정은 뼈 자체를 길게 만드는 것이 아니므로 성장판이 이미 닫힌 성인이라면 체형 교정을 통해 줄어든 키를 되찾는 미미한 효과 정도만 기대할 수 있습니다.

반대로 성장판이 아직 열려 있는 성장기 아동이나 청소년이라면, 자세 교정과 체형 밸런스 조절이 성장판에 긍정적인 영향을 줄 수 있으며, 실제 성장에도 도움을 줄 가능성이 있습니다.

　더불어 평발의 경우, 통증, 피로, 변형 등의 증상이 없다면 일부러 치료를 할 필요까지는 없습니다.

아이의 성장은
속도가 아니라 방향입니다

모두에게 빠른 성장을 요구하는 시대, 아이의 키를 걱정하는 부모님의 마음은 늘 긴장과 불안의 살얼음판입니다. 혹시 이 시기를 놓치면 큰일나는 게 아닐까, 내가 뭔가를 해주지 않아서 아이가 뒤처지지는 않을까, 고민만 쌓이지요. 단 한 걸음도 멈추지 못하고 달리게 되는 그 조급함은 너무도 자연스러운 사랑의 표현입니다. 현장을 지키는 의료진은 그런 부모님의 마음을 누구보다 깊이 이해하며 응원합니다.

그러나 성장은 단거리 경주가 아니라 마라톤입니다. 하루아침에 키가 쑥 자라나는 것보다 아이의 몸과 마음이 조화를 이루며 건강하게 자라나는 게 중요하지요. 키는 자는 동안 자라지만, 진짜 성장은 오랜 시간이 차곡차곡 쌓이며 완성됩니다.

지금 사회는 마치 성적표를 매기듯 키 성장을 빠짐없이 기록하며 또래보다 조금만 더뎌도 '이미 늦었다'는 불안감을 조장합니다. 하지만 모든 아이에게는 저마다의 성장 시간표가 있습니다. 어떤 아이는 늦게 출발하지만 멀리 나아가고, 어떤 아이는 빠르게 시작하지만 일찍 성장이 멈추며, 또 어떤 아이는 천천히 자라지만 그만큼 단단한 기초를 쌓아갑니다. 봄철에 나무들이 똑같이 싹을 틔워도 서로 다른 속도로 꽃을 피우듯, 아이의 성장도 저마다 타고난 기질대로 나아갑니다. 그러니 비교보다는 이해해 주고 기다려주세요. 꾹 참고 기다리다가 아이의 몸과 마음이 "이제 좀 자라볼까?" 하는 신호를 보낼 때 거름과 물을 주면 됩니다.

호르몬 주사나 약물 치료보다 선행되어야 할 과제도 있습니다. 충분한 수면, 균형 잡힌 영양 섭취, 꾸준한 운동이 그것이지요. 이런 기본적인 조건들이 갖추어질 때, 의료적인 개입은 비로소 의미 있는 효과를 발휘할 수 있습니다.

그리고 또 하나 중요한 요인이 있습니다. 바로 스트레스입니다. 의대를 다니던 시절, 원하는 만큼 키가 크지 않아 아쉬워

하던 친구나 선후배가 많았습니다. 과도한 학업 스트레스와 경쟁이 성장을 막은 것은 아닐까 하며 농담을 나누기도 했지요. 물론 완전히 터무니없는 이야기는 아니었습니다. 실제로 스트레스가 심해지면 우리 몸은 코르티솔이라는 스트레스 호르몬을 과다하게 분비하고, 이는 성장호르몬 분비를 억제합니다. 동시에 수면의 질이 나빠지고 식욕 부진이 생기며, 영양 불균형으로 이어져 성장의 기본 환경이 무너져 내립니다. 극심한 긴장 상태가 단순히 마음의 문제를 넘어서 키 성장에도 부정적인 영향을 미치는 것입니다.

성장기와 청소년기는 아이의 몸과 마음에 매우 중요한 시기입니다. 스트레스를 줄이고 충분한 휴식과 식사를 챙기는 게 우선이지요. 부모님과 의료진이 힘을 합해 아이의 신체적 성장뿐 아니라 정서적 안정과 스트레스 관리에도 관심을 기울여야 합니다.

조금 늦어도, 조금 작아도 괜찮습니다. 물론 원하는 만큼 크면 더할 나위 없이 좋겠지요. 하지만 인생에는 더 중요한 일도 많습니다. '키'라는 결과보다 성장의 길에서 부모와 아이가 함

쑥쑥 크는 아이는 이유가 있다

께 발맞추어 걷는 그 시간이 더 소중할 수도 있습니다. 아이의 손을 잡고 함께 고민해 주는 마음이야말로 진짜 성장을 이끄는 힘입니다. 조급한 마음을 버리고 너그럽게 믿어주세요. 어느새 부쩍 자란 아이와 웃으며 마주할 날이 올 겁니다. 키만이 아니라 마음까지 자라는 지금이 부모와 아이 인생의 가장 빛나는 골든 타임입니다.

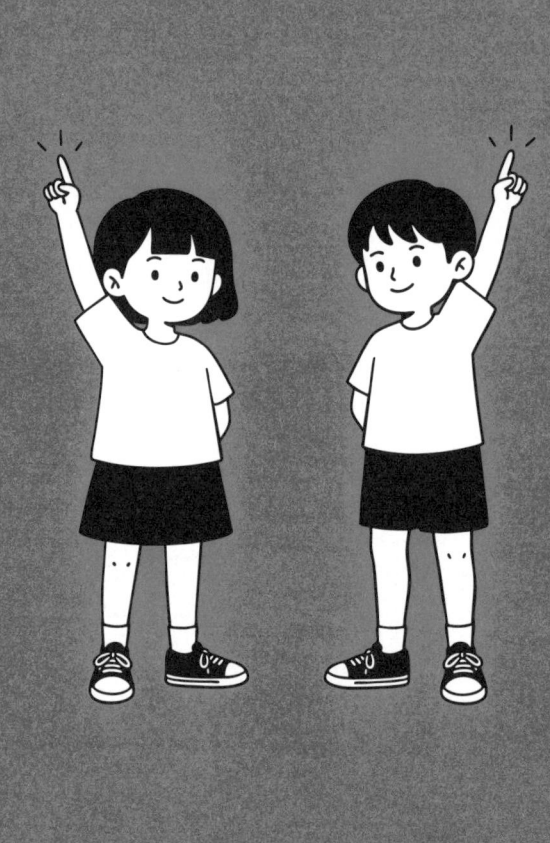

CHAPTER 4

성장 가속페달을 밟는 생활습관

001

흰 우유를
챙겨 먹으면
더 많이
자랄까요?

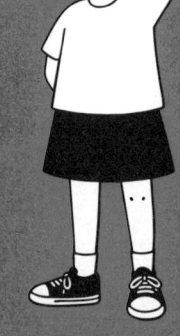

☑ 가공유가 아닌 흰 우유는 도움 돼

☑ 사춘기 여아는 콩류나 두부 과량 섭취 피해야

☑ 균형 잡힌 식사가 가장 중요

'키 성장'할 때 가장 먼저 떠오르는 음식은 단연 우유일 것입니다. 실제로 우유는 칼슘이 풍부하여 뼈 성장에 중요한 역할을 하며, 단백질도 들어 있어 근육 성장에 도움을 줍니다. 쉽게 구할 수 있고 아이들도 거부감이 없다는 것 또한 장점이지요. 단, 초코우유나 딸기우유, 바나나우유 같은 가공유는 당류 함량이 높고 합성향료 등이 들어가므로 되도록 피하는 게 좋습니다. 흰 우유에 초코가루 등을 섞어 달게 마시는 것도 좋지 못한 습관이니 삼가기 바랍니다.

우유 외에도 칼슘이 풍부한 식품으로는 치즈나 요구르트 같은 유제품, 멸치나 뱅어포처럼 뼈째 먹는 생선, 그리고 시금치나 들깻잎 같은 녹색 채소가 있습니다. 이런 식품들은 칼슘뿐 아니라 무기질과 단백질도 함께 섭취할 수 있어 뼈 성장을 촉진하는 데 도움이 됩니다.

단백질 역시 성장에 꼭 필요한 영양소입니다. 소고기, 닭고기, 생선, 달걀, 두부, 콩 등에 풍부하게 들어 있으며, 성장호르몬을 구성하는 기본 재료이기도 합니다. 아이가 잘 크기 위해서는 단백질이 충분히 공급되어야 하며, 특히 활동량이 많거나 급성장기에 접어든 아이에게는 더욱 중요합니다.

단, 사춘기 여아라면 단백질 급원으로 콩류나 두부를 너무 많이 섭취하지 않는 게 좋습니다. 콩에 함유된 식물성 에스트로겐phytoestrogen이 여성호르몬 분비를 자극해 더 빨리 성장이 멈출 수 있습니다. 특히 발효된 콩 종류일수록 체내 흡수율이 높으므로 된장이나 청국장, 낫토와 같은 발효 음식은 조심하도록 하세요.

잘 자라기 위해서는 매 끼니를 통해 균형 잡힌 영양을 섭취하는 것이 무엇보다 중요합니다. 교과서 같은 말이지만, 특정 영양소에 집중하기보다 다양한 음식을 고루 섭취하는 게 역시 제일입니다. 제철 자연식 밥상으로 아침부터 잘 챙겨 먹이고, 간식으로는 과자나 가공식품 대신 우유와 과일, 견과류 등으로 챙겨주세요.

쑥쑥 크는 아이는 이유가 있다

002

탄산음료와 가공식품, 왜 안 좋나요?

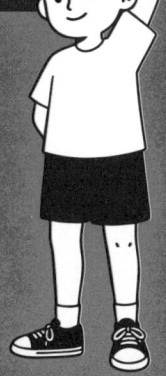

☑ 탄산음료의 인산이 칼슘을 배출
☑ 가공식품은 필수 영양소 대신 나트륨, 첨가물을 채워
☑ 너무 짜거나 신 음식도 주의

키 성장에 관심이 높아지면서 음식 선택에도 신중을 기하는 부모들이 많습니다. 좋은 걸 챙기는 것보다 나쁜 걸 먹지 않는 게 더 중요하다는 믿음 아래, 탄산음료와 가공식품이 식탁에서 쫓겨나곤 합니다. 그런데 왜 이 두 가지 음식이 집중 포화를 당하는 걸까요?

콜라나 사이다 같은 탄산음료, 과일주스 등 당분이 많은 음료에는 인산P이 많이 들어 있습니다. 인산은 우리 몸에서 칼슘 다음으로 많은 전해질로, 적정량일 때는 신체 에너지를 생성하고, 신경과 근육의 기능을 도우며, 뼈 성장에 도움을 줍니다. 문제는 인산이 너무 많을 때입니다. 인산이 과도하게 많으면 칼슘 배출을 촉진하기 때문에 뼈 성장에 악영향을 미칩니다. 더불어 음료에 든 당분도 문제가 됩니다. 당분 과다 섭취는 비만을 유발해 성장호르몬 분비를 저하시킬 수 있습니다.

아이들이 좋아하는 햄버거나 라면, 과자처럼 열량은 높지만 영양가는 낮은 가공식품이나 인스턴트 음식까지 더해지면, 칼슘과 같은 필수 영양소가 부족해지기 쉽습니다. 게다가 가공식품에 많은 나트륨과 트랜스지방, 식품첨가물 등도 역시 성장에 악영향을 줄 수 있습니다.

카페인 함유 식품도 주의가 필요합니다. 커피, 홍차, 초콜 릿, 에너지음료 등은 칼슘 흡수를 방해하고 수면의 질을 떨어 뜨려 성장호르몬의 자연 분비 리듬을 무너뜨릴 수 있습니다. 물론 커피가 키를 못 크게 한다는 명확한 과학적 근거는 없습 니다. 다만 카페인이 칼슘 배출을 촉진할 수 있고, 커피를 자 주 마시는 사람이 우유 등 칼슘이 풍부한 식품을 덜 먹는 경 향이 있다는 점은 주목할 만합니다.

이외에도 짠 음식이나 가공육(햄, 소시지, 베이컨 등)은 나트 륨이 많아 칼슘이 소변으로 배출되는 것을 촉진하고, 지나치 게 신 과일이나 과일주스는 유기산과 당분 함량이 높아 과다 섭취 시 오히려 칼슘 흡수를 방해할 수 있습니다. 키위 한두 개는 영양에 좋지만, 하루에 예닐곱 개씩 먹는다면 되려 성장 에 방해가 될 수 있습니다. 뭐든지 적당히, 특히 당분이 많은 과일은 더 조심히 고르는 게 좋습니다.

003

영양제로 보충하고 싶은데 뭘 먹일까요?

☑ 편식이 심하거나 잘 안 먹을 때는 영양제로 보충
☑ 비타민 D, 아르기닌, 오메가-3 지방산이 대표적
☑ 자연식품에서 영양소 채우기가 가장 좋아

식사가 불균형하거나 편식이 심해 걱정된다면, 영양제로 일부를 보충하는 것도 하나의 방법이 될 수 있습니다. 성장에 도움이 되는 기초 영양제는 다음과 같습니다.

✓ 비타민 D

뼈 성장뿐 아니라 수면과 성장호르몬 분비에 영향을 주는 중요한 영양소입니다. 특히 실내 활동이 많은 아이는 햇빛을 통한 비타민 D 합성이 부족할 수 있기 때문에, 하루 800~1,000IU 정도 보충하는 것이 도움이 됩니다.

✓ 아르기닌

성장호르몬 분비를 촉진하는 아미노산으로 알려져 있으며, 30kg 미만의 아이는 하루 1,000mg, 그 이상일 경우에는 2,000~2,500mg 정도 섭취하면 좋습니다. 다만 아르기닌은 위장 장애나 설사를 유발할 수 있으므로 반드시 적절한 용량과 제품을 선택해야 합니다.

✓ 오메가-3 지방산

성장기 아이에게 필요한 건강한 지방 칼로리를 보충해 줄

뿐 아니라, 일부 연구에서는 주의력과 집중력 개선(ADHD 증상 완화)에도 도움이 되는 것으로 나타났습니다. 하루 500㎎ 이하로, 너무 과하지 않게 섭취하는 것이 좋습니다.

이 세 가지를 제외하고도 성장에 필요한 영양소는 많으나, 여기서는 한국 아동 기준으로 가장 부족하기 쉬운 것만 일단 꼽아 보았습니다. 다음의 표는 성장에 필요한 영양소와 주요 급원을 나열한 것입니다. 만약 아이의 편식 때문에 채워지지 못하는 영양소가 있다면 그 부분도 영양제로 조금씩 챙겨주기 바랍니다.

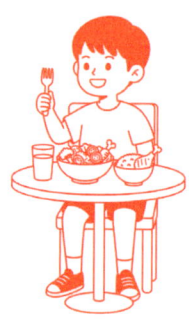

쑥쑥 크는 아이는 이유가 있다

영양소	주요 역할	대표 식품
단백질	뼈·근육 성장, 성장호르몬	살코기, 생선, 달걀, 두부, 콩, 우유, 요거트
칼슘	뼈·치아 형성, 골격 성장	우유, 치즈, 요거트, 멸치, 뱅어포, 해조류, 두부
비타민 D	칼슘 흡수, 뼈 강화	달걀노른자, 연어, 고등어, 참치, 표고버섯
비타민 A	뼈 성장, 면역력	당근, 시금치, 고구마, 달걀, 우유
비타민 C	콜라겐 합성, 뼈 건강	딸기, 블루베리, 오렌지, 브로콜리, 파프리카
철분	혈액 생성, 근육 발달	쇠고기, 간, 시금치, 콩, 두부, 달걀노른자
아연	세포 성장, 면역력	굴, 소고기, 견과류(아몬드), 콩, 통곡물
오메가-3	뇌·신경 발달, 혈액순환	고등어, 연어, 참치, 호두, 아마씨
식이섬유	소화, 영양소 흡수	통곡물, 과일, 채소, 고구마, 브로콜리

004

늦게 자도
수면 시간만
다 채우면
괜찮죠?

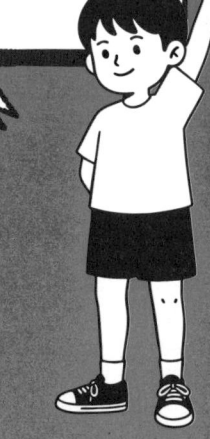

☑ 밤 9~10시에는 무조건 잠자리에 들어야

☑ 8~9시간 이상 숙면

☑ 생체리듬에 맞는 수면 습관 기르기

유아동기와 청소년기의 수면은 단순한 휴식이 아닙니다. 성장호르몬 분비와 뼈 성장에 직접적인 영향을 미치는 생리적 과정이지요. 키는 온몸의 뼈 길이가 길어지면서 성장하는데, 그 중심에 성장호르몬이 있습니다. 뇌하수체에서 분비되는 성장호르몬은, 뼈의 연골세포 증식과 단백질 합성을 촉진해 키를 자라게 합니다. 중요한 점은 이 성장호르몬의 분비 시간이 일정하지 않다는 것입니다.

성장호르몬은 밤에 많이 분비되는 것으로 알려져 있습니다. 그중에서도 깊은 수면, 특히 취침 1시간 뒤의 깊은 비렘수면Non-REM sleep 단계에서 가장 활발하게 분비됩니다. 밤늦게까지 자지 않거나 수면 시간이 짧고 질이 떨어지면 당연히 성장호르몬 분비가 줄어들 수밖에 없지요.

잠자리에 들어 깊은 잠에 빠지기까지의 시간이 길어지거나, 중간에 자주 깨는 습관은 성장호르몬의 리듬을 깨뜨리는 최악의 사이클입니다. 자기 전 스마트폰이나 태블릿 사용이 치명적인 이유입니다. 이런 습관은 비렘수면으로 들어가는 시간을 느리게 만들거나, 얕은 수면인 렘수면의 비율을 늘려 성장호르몬 분비를 방해합니다.

성장호르몬은 또한 밤 10시부터 새벽 2시 사이에 가장 활발하게 분비됩니다. 키가 잘 자라려면 이 시간에는 반드시 깊은 잠에 빠져 있어야 합니다. 그래서 성장 클리닉에서는 밤 9~10시 사이에는 꼭 잠자리에 들고, 아동기에는 9시간 이상, 청소년기에는 8시간 이상 숙면하는 습관을 들이라고 조언합니다.

가끔 "12시에 자서 8시에 일어나도 되죠?"라거나, "주중에는 조금 자고, 주말에 몰아 자는 것도 괜찮죠?"라고 묻는 아이도 있습니다. 유동적으로 조절할 수 있다면 좋겠지만, 안타깝게도 성장은 수학이 아닙니다. 단순히 몇 시간을 채우는 걸로는 성장에 필요한 동력을 끌어올 수 없습니다. 성장호르몬 분비에 최적화된 시간이 이미 지나간 뒤에는 많이 자봤자 별다른 효용이 없습니다. 잠의 길이보다 중요한 것이 '언제' 자느냐인 셈이지요.

입면 시간에 따른 성장호르몬 분비량 그래프를 보면 밤 10시에 잠든 경우, 잠들자마자 성장호르몬이 큰 폭으로 상승합니다. 반면 새벽 2시에 잠들면 성장호르몬 분비의 폭이 매우 좁

쑥쑥 크는 아이는 이유가 있다

입면 시간에 따른 성장호르몬 분비량

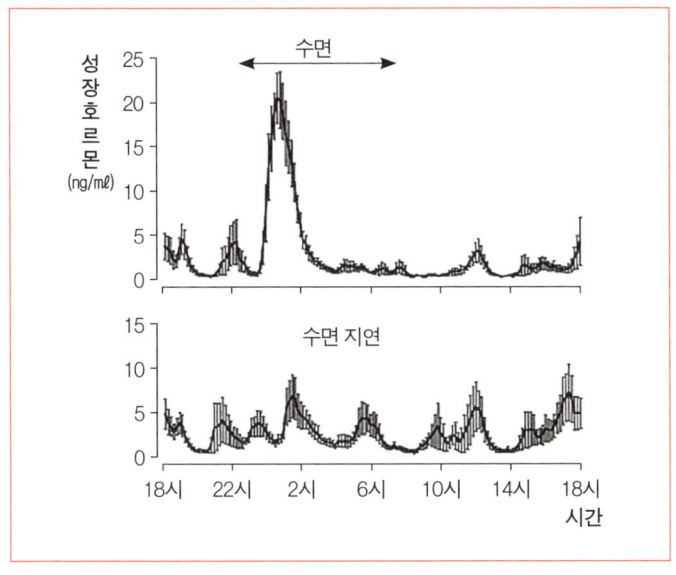

고, 시간 또한 짧습니다. 두 그래프의 면적의 차이가 곧 성장호르몬의 분비량 차이라고 보면 됩니다. 단순히 시간만 채우는 것이 의미 없는 이유입니다.

수면 습관은 생체리듬과 맞물려 돌아가, 한번 틀어지면 바로잡기 어렵기에 더더욱 중요합니다. 숙면을 유도하는 멜라토닌이 자연스럽게 분비되는 밤 시간대에 깊은 수면을 취하는 것이 생체리듬에 가장 잘 맞으며, 성장호르몬의 분비를 돕는 데 무엇보다 효과적입니다.

생체리듬을 거슬러 늦게 자고 늦게 일어나는 습관이 들면, 아무리 잘 자더라도 깊은 수면 단계가 짧아지므로 수면 부족을 겪을 수밖에 없습니다. 하루이틀은 괜찮지만 이런 생활이 지속되면 성장호르몬 분비가 줄어들 뿐만 아니라 식욕 조절과 대사 균형에도 영향을 미쳐 비만, 집중력 저하, 면역력 약화 등의 부작용을 유발합니다.

특히 밤늦게까지 스마트폰, TV, 게임 등 전자기기를 사용하는 습관은 수면의 질을 현저히 떨어뜨립니다. 밤이 되면 주변을 어둡게 만들고 스크린을 멀리하는 등, 일찍 잠들 수 있는 환경을 만들어주는 노력도 필요합니다.

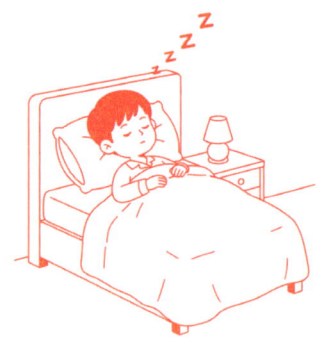

쑥쑥 크는 아이는 이유가 있다

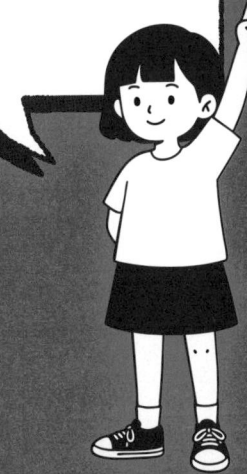

005

잠이
안 온다고
버티는데
어쩌죠?

☑ 일어나는 시간을 일정하게
☑ 저녁 식사는 가볍게
☑ 아침에 햇빛 충분히 받기

요즘처럼 오락용 콘텐츠가 난무하는 세상에서 밤 9시, 10시에 자라는 이야기를 잘 듣는 아이는 거의 없습니다. 당연히 반발이 있을 수밖에 없지요. 게다가 원래부터 늦게 자던 아이들은 이른 시간에 잠자리에 들어봤자 잠이 오지도 않습니다. 그럼 어떻게 귀중한 수면 시간을 확보해야 할까요.

우선 매일 같은 시간에 자고 일어나는 생활을 유지하는 게 좋습니다. 이때 자는 시간만이 아니라 '일어나는 시간'에도 주목해야 합니다. 아무리 잠이 안 온다고 하더라도, 며칠 동안 꾹 참고 같은 시간에 깨우면 자연스럽게 입면 시간이 당겨집니다.

한 가지 주의할 점은 평일과 주말의 수면 시간이 크게 차이 나서는 안 된다는 것입니다. 주말이라고 늦게까지 자도록 두지 말고, 반드시 '같은 시간에' 깨우세요. 한두 달만 습관을 잡아주면 이후에는 조금 풀어주어도 알아서 일찍 자고 일찍 일어납니다.

숙면 환경을 조성하는 것도 중요합니다. 침실은 어둡고 조용하며 서늘하게 유지하고, 전자기기 사용은 잠들기 최소 1시

쑥쑥 크는 아이는 이유가 있다

간 전에는 멈추는 것이 좋습니다. 전자기기에서 나오는 블루라이트가 수면을 유도하는 멜라토닌 분비를 억제해 숙면을 방해하기 때문입니다.

저녁 식사 후에는 칼로리가 높은 후식이나 단 음식, 카페인이 들어간 음료는 피하고, 자기 전에는 가벼운 책 읽기나 스트레칭, 조용한 음악 듣기 같은 이완 활동을 통해 몸과 마음을 진정시키는 루틴을 만들어주세요. 이런 준비 과정이 반복되면 아이의 몸은 '이제 잘 시간'이라는 신호를 자연스럽게 인식하게 됩니다.

아침에 일어나자마자 커튼을 걷고 햇볕을 쬐는 습관도 추천합니다. 햇빛은 몸의 생체리듬을 깨우는 자연 자극제입니다. 우리 몸은 생체시계circadian rhythm를 통해 하루 24시간의 주기를 조절하는데, 이 생체시계를 조율하는 가장 강력한 외부 신호가 바로 햇빛, 특히 아침 햇살입니다. 눈을 통해 들어오는 자연광은 시신경 뒤쪽에 있는 시교차상핵에 도달해 몸 전체의 리듬을 재설정해 줍니다.

햇볕을 충분히 쬐면 수면을 유도하는 멜라토닌 분비가 억제되고, 대신 낮 동안의 활동성과 집중력에 관여하는 세로토 닌이 활발히 분비됩니다. 세로토닌은 밤이 되어 어두워지면 멜라토닌으로 전환되면서 숙면을 유도합니다. 따라서 아침에 일어나자마자 햇볕을 쬐는 습관은 밤에 깊고 안정적인 수면 을 이끄는 중요한 시작점입니다.

낮잠은 추천하지 않습니다만, 꼭 자야 한다면 너무 늦지 않 은 시간에 1시간 이내로 제한하는 게 좋습니다. 그러나 수면 사이클을 바꾸는 중이라면 낮잠도 재우지 않는 편이 더 수면 습관을 들이기 좋다는 점을 꼭 기억하세요.

쑥쑥 크는 아이는 이유가 있다

006

비만한 아이, 어떤 운동으로 감량하는 게 좋을까요?

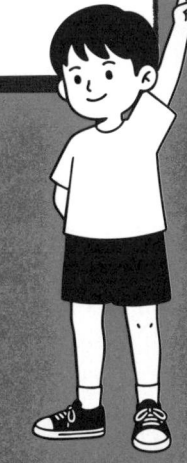

- ☑ 비만은 성조숙증의 주요 원인
- ☑ 유산소와 무산소가 섞인 전신 운동 추천
- ☑ 간헐적 고강도 운동을 30~40분 유지

소아 비만은 성조숙증의 주요 위험 요인으로 꼽힙니다. 지방조직이 증가하면 렙틴과 인슐린 같은 호르몬이 많아져, 뇌의 시상하부를 자극하고 성선자극호르몬 분비를 앞당기기 때문입니다.

실제로 비만한 아이일수록 여아는 유방 발달이, 남아는 고환 크기 변화가 일반적인 시기보다 빨리 나타나는 경향이 있고, 이는 성호르몬 분비를 조기에 촉진해 성장판이 빨리 닫히게 만듭니다. 적정 체중을 유지하는 것 자체가 키 성장에 매우 중요한 전략이지요. 그래서 비만한 아이들에게는 운동을 추천하곤 합니다.

운동은 그 자체로 성장호르몬 분비를 촉진합니다. 키 크고 싶으면 운동하라는 말은 과학적으로도 맞는 말입니다. 비만이든 아니든, 운동은 언제나 도움이 되지요.

다음의 그래프는 체질량지수별 운동 전후의 성장호르몬 분비량을 나타냅니다. 평상시나 운동 후나 보통 체중의 아이가 가장 높은 분비량을 나타내고, 그 뒤를 비만도가 낮은 순으로 따라갑니다. 비만이 성장호르몬 분비에 악영향을 미친다는

쑥쑥 크는 아이는 이유가 있다

운동 전후 성장호르몬 분비량

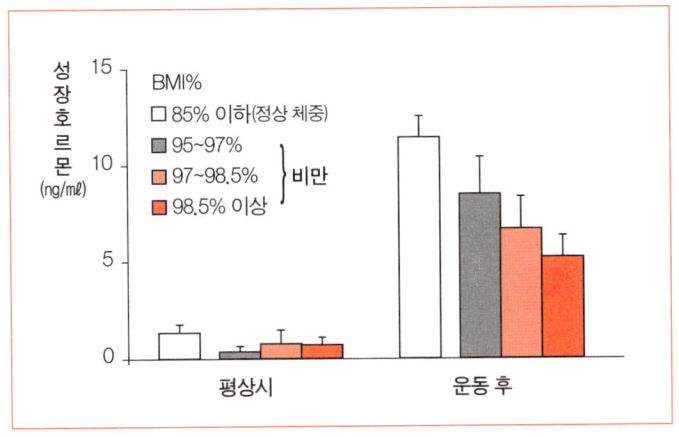

것이 확실히 드러나지요. 그러나 중요한 점은, 그럼에도 운동을 하면 성장호르몬 분비가 부쩍 는다는 것입니다. 비만이니 이미 글렀다고 포기할 필요 없습니다. 운동하지 않는 정상 체중 아이보다 운동하는 비만 아이가 성장호르몬 분비량은 훨씬 더 많을 수 있습니다. 꾸준히 운동하는 가운데 체중이 빠진다면 더더욱 효과가 높아지겠지요.

그렇다면 비만한 아이는 어떤 운동을 해야 할까요? 어른들이 다이어트를 할 때처럼 유산소 운동과 식이 조절로 바짝 조여 빠르게 체중을 빼는 게 좋을까요? 이런 식의 접근 방법은 당연히 성장기 아이에게 적합하지 않습니다. 아이들은 살을 빼는 것만이 목적이 아니라 성장을 해야 하므로, 영양과 운동 사이의 밸런스, 유산소와 무산소 사이의 밸런스, 저강도와 고강도 사이의 밸런스를 잘 유지해야 합니다.

비만한 아이들에게는 기본적으로 유산소나 무산소, 어느 한쪽에 치우치지 않은 전신 운동을 추천합니다. 특히 점프 동작이 많은 줄넘기, 농구, 가벼운 달리기, 스트레칭, 수영 등은 성장판 자극에 효과적입니다. 자전거 타기, 배드민턴, 철봉 매달리기, 하프 버피, 슈퍼맨 자세 같은 운동도 키 성장과 체중 감량에 동시에 도움이 됩니다. 이러한 활동은 뼈와 성장판, 근육에 자극을 주어 혈액순환을 촉진하고, 세포에 영양을 잘 공급하며, 성장호르몬 분비를 자연스럽게 유도합니다. 특히 운동 후 숙면에 빠질 수 있게 해주는데, 숙면은 성장호르몬 분비를 극대화하는 데 필수적입니다.

강도 면에서는 간헐적 고강도 운동(인터벌 운동)을 가장 추천합니다. 짧고 굵은 운동을 반복적으로 해주는 것이 체지방

운동 강도와 성장호르몬 분비량

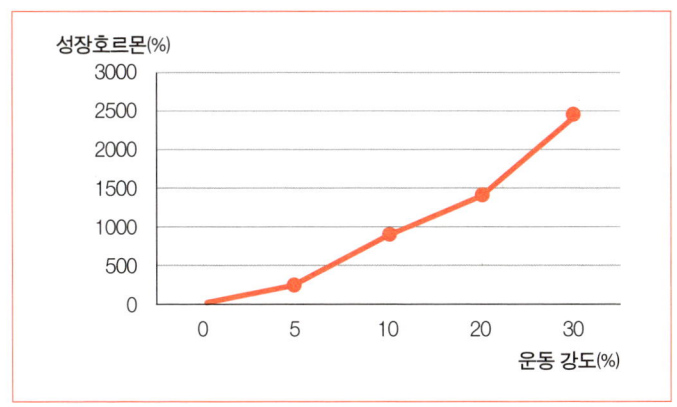

운동 시간과 성장호르몬 분비량

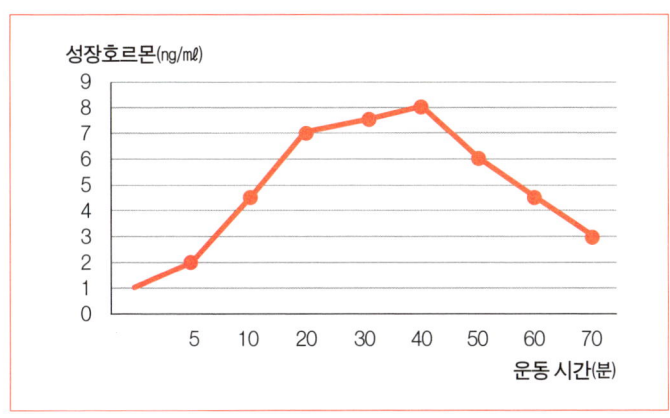

을 줄이는 데 효과적이고 성장판에 무리를 주지 않으면서도 충분한 자극을 줄 수 있습니다.

운동 강도와 성장호르몬 분비량 그래프를 보면, 강도를 5%, 10%, 20%, 30%로 점차 올렸을 때, 성장호르몬의 분비량이 500%, 1000%, 1500%, 2500%로 꾸준히 증가함을 확인할 수 있습니다. 이처럼 간헐적으로 강도가 높은 운동을 꾸준히 반복하면 성장에 더욱 유리한 조건이 만들어집니다.

더불어 운동 시간도 중요합니다. 운동 시간과 성장호르몬 분비량 그래프를 보면, 약 40분 운동했을 때 성장호르몬 분비량이 가장 높게 나타난 것을 확인할 수 있습니다. 이후에는 시간이 길어질수록 오히려 분비량이 감소하는 경향을 보였지요. 즉, 무조건 오래 운동한다고 좋은 게 아니라, 하루 30~40분 정도 꾸준하고 적절한 강도로 운동하는 것이 성장호르몬 분비를 극대화하는 데 효과적이라는 뜻입니다. 규칙적으로 운동하는 청소년은 성장호르몬이 1.8~2배 더 많이 분비된다는 연구 결과도 있습니다.

쑥쑥 크는 아이는 이유가 있다

비만 아동은 단순한 다이어트보다 성장을 해치지 않는 건강한 체중 감량을 목표로 해야 합니다. 운동은 그 출발점이자 최고의 성장 자극제입니다. 아이가 즐겁게 참여할 수 있는 활동을 함께 찾고, 지속적으로 격려해 주세요.

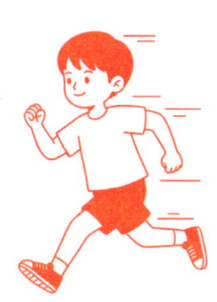

유전만큼 중요한
생활습관

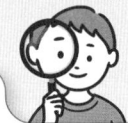

6개월 만에 최종 예측 키 172㎝→180㎝로 상승

145㎝에 35kg으로 너무나 왜소한 체격의 11세 남아가 지인 소개로 클리닉에 방문했습니다. 아이는 만성 비염까지 있어서 입을 벌린 채 짜증이 가득한 모습이었습니다. 그리고 그 뒤에는 매우 우울해 보이는 어머니가 진료실 문을 열고 들어왔습니다.

어머니의 키는 163㎝로 평균이었으나 아버지는 169㎝로 작은 편이었습니다. 아이의 유전적인 기대치는 172㎝였으나, 당시의 뼈나이를 토대로 추론한 최종 예측 키는 176㎝이었습니다.

어머니는 아이가 밥도 잘 안 먹고 키도 안 큰다고 하소연했지만, 제 눈에는 키보다는 아이의 우울함과 짜증, 만성 피로가 먼저 들어왔습니다. 어머니 없이 아이와 면담을 해보니, 아이는 과중한 학업 스트레스에 짓눌려 있었습니다. 학원 숙제를 하느라 밤늦게 자다 보니 밥맛도 없고, 스트레스 풀이로 게임에 몰두하게 되어 식사도 거르기 일쑤였습니다. 어머니는 그런 아이에게 식욕 촉진제를 처방받아 먹였다고 합니다.

11세에 스트레스 때문에 식욕 부진까지 왔다는 게 굉장히 놀랍고 안타까웠습니다. 성장 치료와 더불어 정서적 지지, 비염 치료까지 제안했고, 가족 상담도 함께 권유했습니다.

6개월 후 진료실에서 만난 아이는 한층 밝아진 모습이었습니다. 체중은 많이 늘지 않았지만, 식사량이 늘고 학교생활이 재미있어졌다며 활짝 웃었습니다. 더불어 키가 6㎝ 정도 크면서 자신감도 붙었고, 이제는 밤에도 잘 잔다고 합니다. 다시 한번 뼈나이 기반 최종 키를 측정해 보니, 이번에는 기대치가 180㎝가 나왔습니다. 아이와 어머니 모두 뛸 듯이 기뻐했습니다.

평균보다 큰 부모님, 평균보다 작은 아이

11세 남자아이가 부모님 손을 잡고 클리닉에 내원했습니다. 그런데 들어설 때부터 위화감이 들었습니다. 아이는 138㎝로 또래 중에서도 첫 번째나 두 번째로 꼽히는 작은 키였지만, 부모님은 놀라울 정도로 달랐기 때문입니다. 아버지는 무려 183㎝, 어머니도 165㎝로, 두 분 모두 평균보다 훌쩍 컸지요.

"우리 부부는 둘 다 평균보다 큰 편이니 아이도 기다리면 클 거라고 생각했어요. 그래서 굳이 클리닉도 찾지 않았죠."

하지만 아무리 기다려도 제자리걸음이었고, 부모님의 걱정은 점점 깊어갔습니다. 돌이켜보면 부모님 모두 학창 시절에 단 한 번도 작았던 적이 없었습니다. 그런데 아이는 계속 작으니 아무래도 이상하다는 생각이 들더랍니다.

"이제는 아이가 키 때문에 스트레스까지 받아서 더는 안 될 거 같더라고요. 이왕 온 김에 뼈나이라도 확인하고 싶어요."

부모님의 요청대로 뼈나이를 검사해 보니, 실제 나이보다 한 살 정도 더 앞서 있었습니다. '한 살 정도야'라고 생각할 수 있지만, 사실 이 정도면 성장 잠재력에 있어서는 엄청난 차이가 납니다. 보통 같은 나이의 남아들은 뼈나이가 한두 살 느린 경우가 많기 때문입니다. 평균

쑥쑥 크는 아이는 이유가 있다

보다 세 살 정도 차이가 나니 눈여겨볼 만한 결과였습니다. 최종 예측 키는 약 179㎝으로 아버지보다 더 작게 추정되었습니다.

사실 아이는 활달한 부모님과 다르게 내성적이고 운동을 즐기지 않으며, 부모님이 맞벌이라 식사도 불규칙한 편이었습니다. 키 문제뿐 아니라 생활습관과 영양, 활동성까지 전반적인 개선이 필요한 상태였지요. 그래서 외래 추적 주기를 짧게 잡고, 성장호르몬 치료를 시작했습니다.

6개월이 지나 다시 만난 아이는 표정부터 확연히 밝아진 모습이었습니다. 체중도 조금 늘었고, 예전보다 자신감 있는 눈빛이 썩 보기 좋았습니다. 치료는 지금도 진행 중이지만, 아이의 키가 쑥쑥 자라며 점점 활기차지는 게 느껴져 저 역시 보람차고 행복합니다.

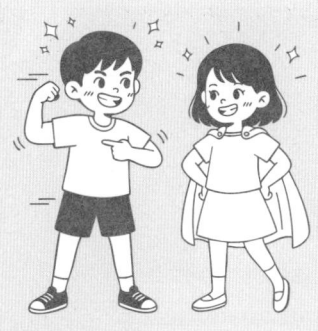

007

성장기인데 다이어트를 해도 되는지 걱정이에요!

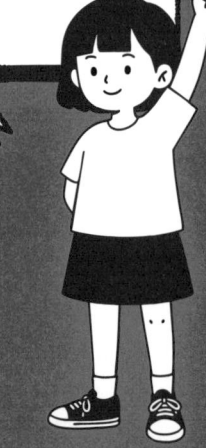

☑ 살이 키로 간다는 것은 낭설
☑ 유아기에는 감량보다 영양에 치중
☑ 학령기와 청소년기에는 감량 고려

어렸을 때 찌는 살은 나중에 다 키로 간다는 말이 있습니다. 예전에는 영양이 부족했기 때문에 잘 먹어야 키가 큰다는 말이 강조되곤 했지요. 영양 부족으로 인한 저체중이 키 성장에 악영향을 미쳤기 때문입니다. 하지만 지금은 상황이 많이 달라졌습니다. 고열량, 고지방 음식 때문에 소아 비만은 부쩍 늘었는데 아이들의 활동량은 현저히 떨어졌습니다. 이제는 '살이 다 키로 간다'는 식의 속설이 오히려 건강에 해를 끼치고 성장을 방해할 수 있습니다.

물론 일부 아이들은 체중이 먼저 늘고 나중에 키가 크는 계단식 성장을 보이기도 합니다. 겉으로 보기에는 살이 키로 전환된 것처럼 보일 수 있지만, 실제로는 일시적인 체형 변화일 뿐, 살과 키의 연관성이 있는 건 아닙니다.

앞서 비만이 성조숙증을 유발해 성장을 방해한다는 이야기를 전한 바 있습니다. 그런데 성조숙증 외에도 비만이 성장을 저지하는 다른 메커니즘이 존재합니다. 바로 성장호르몬의 쓰임입니다. 성장호르몬은 원래 뼈와 근육의 성장을 돕는 역할을 합니다. 그런데 비만일 때는 이 호르몬이 지방을 태우는 데 더 많이 사용되어, 정작 키 성장에 충분히 쓰이지 못합니

다. 성조숙증을 유발하는 바람에 성장호르몬이 가뜩이나 적게 나오는데, 제대로 쓰이지도 못하니 참 난감한 일이지요. 그래서 다이어트를 어떻게 시킬지 고민하는 부모가 많습니다.

성장 클리닉에서는 "다이어트를 해야 하나요?"라는 질문에 상황에 맞추어 조금씩 다른 답변을 합니다. 어떤 아이에게는 권하지만 어떤 아이는 그냥 두라고 하지요. 왜냐하면 아이의 연령과 비만도에 따라 다이어트 여부가 달라지기 때문입니다.

미국 질병통제예방센터나 미국 심장학회 등 주요 기관들은 2세 이상 소아청소년의 BMI 95백분위수 이상을 비만으로 정의하며, 연령과 비만도에 따라 단계별로 관리 방법을 달리합니다.

2~5세 유아기의 경우, 비만 수치가 높더라도 체중을 감량하기보다는 현재 체중을 유지하면서 키 성장을 유도하는 방식이 일반적으로 권장됩니다. 특히 위험 요인이 없는 85~94백분위수 아이는 체중 증가 속도를 조절하거나 유지하는 것으로 충분하며, 95백분위수 이상인 경우에도 감량보다는 성장에 방해되지 않는 선에서 조심스럽게 접근합니다.

반면, 6세 이후 학령기와 청소년기로 접어들면 조금 달라집

쑥쑥 크는 아이는 이유가 있다

니다. 85~94백분위수에 위험 요인이 있는 아이들이나 95백분위수 이상인 아이들은 치료 1단계를 시작해 체중 유지를 목표로 하고, 필요에 따라 주간 감량 목표(주당 약 0.5kg 이내)를 설정하기도 합니다. 특히 99백분위수 이상의 고도비만일 경우에는 보다 적극적인 개입이 필요하며, 가족과 함께 감량 계획을 세우는 경우도 많습니다.

경험적으로는 초등 중학년까지는 크게 다이어트를 할 필요가 없지만, 초등 고학년부터 청소년기에 중도 비만 이상의 수치가 나온다면 고강도 운동을 통한 체중 감량이 성장에 큰 도움이 되었습니다. 이런 부분도 참고하기 바랍니다.

008

성장판 자극 마사지, 정말 효과가 있나요?

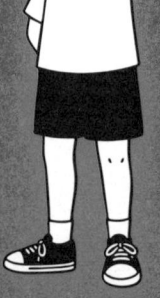

☑ 물리적으로 성장판을 자극한다고 키 크지는 않아
☑ 간접적인 도움이 될 수는 있어
☑ 보조적인 역할로만 활용

요즘 '성장 마사지'라는 이름으로 알려진 여러 시술이나 가정용 마사지 방법이 온라인에 떠돌지만, 현재까지 이를 통해 직접적으로 키 성장을 유도할 수 있다는 과학적 근거는 부족한 상태입니다. 성장판 자체를 자극한다고 해서 키가 눈에 띄게 크는 결과가 바로 나타나지는 않는다는 뜻입니다.

다만 마사지를 통해 근육이 이완되고, 혈액순환이 촉진되며, 전반적인 신체 긴장이 완화되는 효과는 있을 수 있습니다. 일부 연구에서는 이러한 변화가 성장에 유리한 환경을 만드는 데 간접적인 도움이 될 수 있다는 결론을 이끌기도 했습니다. 예를 들어 마사지를 받으면 몸의 긴장이 풀리고 스트레스가 줄어들면서 수면 질이 개선되고, 이로 인해 성장호르몬 분비가 원활해질 수 있습니다. 하지만 이 역시 키 성장과의 직접적인 인과관계를 명확하게 입증한 것은 아닙니다.

성장판 마사지는 어디까지나 보조적인 수단으로 활용하는 편이 바람직합니다. 너무 큰 기대를 갖기보다는, 아이가 긴장을 풀고 편안하게 쉬는 시간의 일환으로 가볍게 시행해 보는 정도가 좋겠습니다.

Column

성장판 ON! 주사 없이 실천하는 성장 촉진 포인트 3

성장 클리닉의 성장호르몬 주사 치료와는 별개로, 일상에서 키 성장을 돕는 방법이 분명 존재합니다. 대부분 운동이나 식이요법을 떠올리겠지만, 그것 외에도 의외로 성장에 영향을 미치는 요인이 있습니다. 바로 심리적 안정, 올바른 자세와 체형 관리, 만성 질환 확인입니다. 별것 아니라 생각할 수 있지만, 실제로 아이들을 접하다 보면 이런 생활 속 요인들이 매우 크게 다가오곤 합니다.

성장 클리닉에 방문하는 아이들 열 명 중 서너 명은 표정이 매우 어둡습니다. 그 나이에 흔히 보이는 감정 반응이 나타나지 않는 경우도 매우 많지요. 이런 경우에는 보호자 없이 아이

쑥쑥 크는 아이는 이유가 있다

와 단둘이 면담을 하기도 합니다. 그러면 부모님 앞에서는 하지 못했던 이야기들을 늘어놓는 경우가 종종 있습니다. 대부분 감정적인 스트레스라서, 어른인 의사 선생님이 들어주는 것만으로도 조금 해소된다는 표정을 짓곤 하지요.

심리적인 상태는 성장에도 영향을 미칩니다. 실제로 영양, 운동, 수면, 심리적 안정감 같은 환경적 요인이 성장에 큰 영향을 미친다는 것이 전문가들의 공통된 의견입니다. 이 중에서도 심리적 안정감은 흔히 간과되기 쉽지만, 무척 중요한 요소입니다. 전문가들은 환경적인 요인이 전체 성장의 20~30% 이상을 차지하며, 심리적 요인도 그 안에 포함된다고 설명합니다.

아이가 어리다면 말보다는 행동을 살피세요. 말로 형태를 갖추지 못한 감정은 행동으로 표출됩니다. 잠을 과도하게 잔다거나, 잘 안 먹는다거나, 머리가 아프다고 호소할 수도 있습니다. 딱히 큰 이유 없이 이런 반응을 보인다면 아이의 마음이 불안한 것은 아닌지 꼭 들여다보기를 바랍니다.

다음으로 중요한 것은 자세와 체형 관리입니다. 잘못된 자세는 성장판 주변에 불균형한 하중을 유발하여 성장에 방해가 될 수 있습니다. 특히 장시간 책상 앞에 앉아 있는 시간이 많은 학생들에게는 구부정한 자세, 다리 꼬기, 비대칭적인 체중 분산이 습관화되기 쉽습니다. 이에 따라 척추나 골반의 정렬이 흐트러지고, 이 상태가 장기화하면 성장판에도 악영향을 줄 수 있습니다.

바른 자세를 유지하려면 의자 높이, 책상 위치, 운동 시 체형 균형 등을 세심하게 살펴주어야 합니다. 꾸준한 스트레칭과 올바른 운동 습관은 체형 교정뿐 아니라 성장판 주변 근육과 인대에도 긍정적인 자극을 줄 수 있습니다.

마지막으로 간과하기 쉬운 것이 만성 질환 여부입니다. 알레르기성 비염, 아토피, 잦은 감기와 같은 가벼운 질환이 만성화되면 체내 염증 반응을 유발해 성장호르몬 작용을 저해할 수 있습니다. 게다가 이런 질환은 수면을 방해하는 요인이므로 더더욱 나쁜 영향을 미치지요.

위장 기능이 좋지 않거나 소화 흡수 장애가 있는지도 파악해야 합니다. 장 기능이 떨어져 영양 흡수가 안 되면, 잘 먹어도 성장하지 않을 수 있습니다. 편식이 매우 심해 특정 음식을 거부하는 것도 문제가 될 수 있습니다.

쑥쑥 크는 아이는 이유가 있다

만성 질환은 아이의 성장을 막는 눈에 보이지 않는 족쇄입니다. 아이가 반복적으로 불편을 호소하는 증상이 있다면, 단순히 넘기지 말고 전문의의 진료를 받아보기 바랍니다.

꼭 호르몬 주사가 아니더라도, 성장판이 제 역할을 하도록 돕는 방법은 분명 존재합니다. 아이가 마음 편히 웃고, 몸이 균형을 이루며, 건강한 상태를 유지할 수 있도록 오늘부터라도 차근차근 살펴주세요.

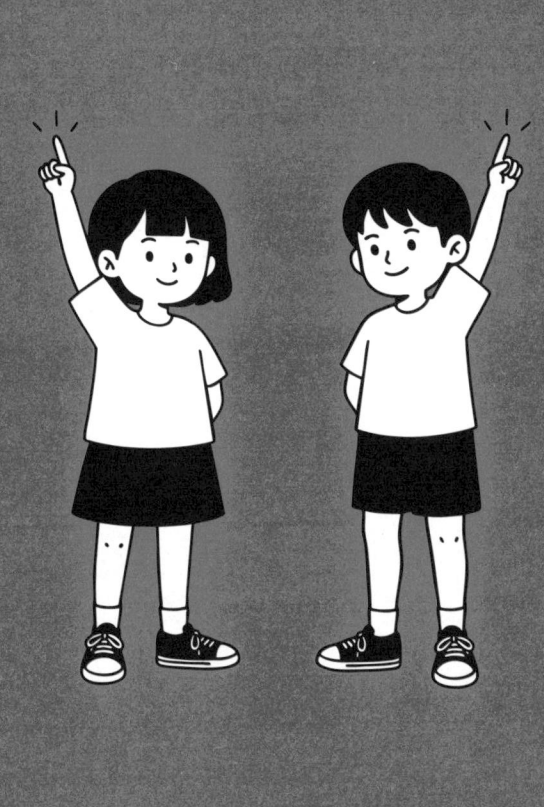

CHAPTER 5.

진실 혹은 거짓, '카더라 통신'과 속설

001

남자들은
군대 가서도
키가 큰다는데
정말인가요?

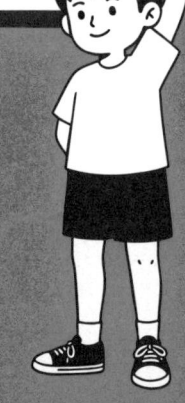

☑ 영양 상태가 부실하던 이전에는 그럴 수 있어

☑ 현재는 그럴 가능성 적어

☑ 생활 패턴이 바뀌며 자세가 교정되었을 수도

일부 남성들 사이에서는 군 복무 중 신장이 자랐다는 경험담이 전해지곤 합니다. 예전에는 이 말이 아예 틀린 말은 아니었습니다. 1970년대까지만 해도 군대에서 키가 더 자랐다는 사람들이 종종 있었습니다. 당시에는 식량이 부족해 다들 넉넉히 먹지 못한 탓입니다. 영양 섭취가 부진하면 성장이 더뎌지지만, 그 대신 늦은 나이까지 꾸준히 자랍니다. 몸이 가혹한 외부 환경에 대응하는 방편으로 성장 유예 기간을 둔 것이지요. 이 시기에 군대에 가서 잘 먹으면 눈에 띄게 클 수 있습니다. 20대 탈북민이 남한에 와서 갑자기 키가 컸다는 이야기도 다 이런 메커니즘 덕분입니다.

하지만 지금은 영양 상태로 인한 성장의 가능성이 매우 적지요. 다들 잘 먹고 있으니 말입니다. 그래서 군대 가서 키가 큰다는 속설은 더는 다수에게 적용되지 않습니다.

물론 군대에 가서 실측 키가 커진 예가 아직도 간혹 있기는 합니다. 군대에서는 일정한 시간에 자고, 규칙적으로 식사하며, 운동을 포함한 활동량이 많아지는 등, 생활 패턴이 건강하게 바뀝니다. 덕분에 굽은 자세가 바르게 교정되며 신장이 약간 늘어났을 수 있습니다. 그리고 가끔은 체질적으로 뼈나이가 느린 아이들이 마지막 성장을 하는 시기가 마침 군 복무 기간과 겹치면서 키가 자란 것처럼 보이는 경우도 있습니다. 그러나 이는 복권 당첨 확률처럼 극히 드무니, 요행을 바라는 마음으로 기대해서는 안 됩니다.

이제는 군 생활만으로 신장이 자라기는 어렵습니다. 혹시나 하는 기대감을 접고 현실을 직시하는 게 바람직하지 않나 싶습니다.

쑥쑥 크는 아이는 이유가 있다

002

분유
먹으면
쑥쑥 클 수
있대요!

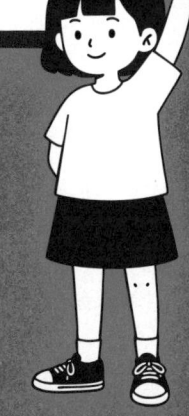

☑ 과학적 근거 없는 낭설
☑ 분유는 아동과 청소년기 영양 요구와 달라
☑ 오히려 비만의 원인이 될 수 있어

결론부터 말하면, 분유가 키 성장에 특별히 더 효과적이라는 과학적 근거는 없습니다. 성장기 아이들의 키를 위해 굳이 분유를 일부러 먹일 필요는 없으며, 균형 잡힌 식사와 충분한 수면, 규칙적인 운동이 훨씬 더 중요합니다.

물론 분유에는 비타민 D, 철분, 아연, 마그네슘 등 성장에 도움이 되는 다양한 영양소가 들어 있습니다. 그러나 키 성장에 핵심적인 칼슘과 단백질 함량만을 비교해 보면, 분유보다는 일반 우유가 오히려 더 높은 수치를 보입니다. 게다가 분유는 원래 생후 12개월 이전의 영아를 위한 식품으로 설계된 만큼, 청소년기나 어린이의 영양 요구와 잘 맞지는 않습니다.

일부에서는 분유를 먹고 키가 쑥쑥 컸다는 사례를 이야기하기도 하지만, 어디까지나 개인차일 뿐, 분유의 효과로 단정하기는 어렵습니다. 일반적인 식단에서 필요한 영양소를 충분히 섭취할 수 있다면, 굳이 분유를 선택할 이유는 없습니다. 게다가 분유는 아이들이 먹기에는 열량이 너무 높아 자칫 과체중과 비만의 원인이 될 수 있습니다. 분유 대신 식사로도 충분하니, 굳이 챙겨 먹이지는 마세요.

　　　　　쑥쑥 크는 아이는 이유가 있다

003

무거운
책가방을 메면
정말 키가
안 크나요?

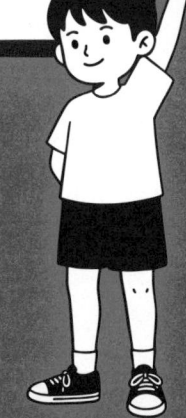

☑ 척추에 악영향을 미치는 무거운 가방
☑ 가방 무게가 아이 체중의 10~15%를 넘지 않도록
☑ 책가방은 반드시 가벼운 소재로 구매

혼히 듣는 속설 중에 그럴듯한 것이 틀린 예도 있고, '에이, 설마~!' 했던 것이 의외로 들어맞는 때도 있습니다. 무거운 책가방이 바로 후자의 대표적인 예입니다. '설마 책가방 따위로 키가 달라지겠어?' 하겠지만, 초등 1학년 때부터 매일 누적된다는 점에서 꽤나 중요한 부분을 차지합니다.

무거운 가방은 어깨와 허리에 지속적인 부담을 주어 성장판을 압박하거나 척추 정렬을 방해하는 등, 척추에 악영향을 미칩니다. 특히 척추측만증과 같은 근골격계 질환은 무거운 가방과 한쪽으로만 메는 습관에서 비롯되는 경우가 많습니다. 이러한 질환은 어깨높이를 비대칭으로 만들거나 몸의 균형을 무너뜨려 키 성장에 불리한 조건을 만들 수 있습니다.

미국소아과학회에서는 아이 체중의 10~15%를 넘지 않는 가방 무게를 권장하며, 초등학교 저학년의 경우 2~3kg 이내로 유지하는 것이 바람직하다고 안내하고 있습니다. 또한 한쪽 어깨에만 메는 가방은 척추의 비틀림을 유발하므로, 양쪽 어깨에 고르게 멜 수 있는 백팩 형태를 사용하라고 권합니다.

쑥쑥 크는 아이는 이유가 있다

일본은 초등학교에 입학할 때 '란도셀'이라는 무겁고 단단한 가죽 가방을 구매하는 문화가 있습니다. 그런데 이 가방이 평균 4kg에서 많게는 7kg까지 나가, 한때 아이들의 성장에 부담이 된다는 여론이 있었습니다. 우리나라 학생들의 책가방도 결코 가볍다고는 할 수 없지만, 그나마 폴리에스테르나 나일론 소재가 많아 일본보다는 다소 나은 편입니다.

중간중간 아이의 가방 무게를 점검해 보고, 가능한 한 가볍게 유지하도록 하세요. 평소 불필요한 짐은 학교에 두고 다니도록 하고, 준비물 등으로 짐이 너무 무거워지면 보조 가방에 따로 챙겨주는 게 좋습니다.

004

축구는
키가
안 크는
운동이래요!

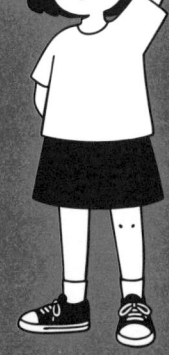

☑ 축구 자체는 성장에 도움이 되는 운동
☑ 선수 생활 시 부상이나 오랜 플레이 타임이 문제
☑ 역도, 마라톤, 기계체조 종목은 주의

종류를 막론하고 적절한 운동은 성장기 키 성장에 긍정적인 영향을 줍니다. 축구는 뛰고 차고 점프하는 동작이 반복되기 때문에 성장판을 자극하고, 성장호르몬 분비를 촉진하는 데 도움이 됩니다. 실제로 클리닉에 방문하는 아이 중에도 키가 큰 축구부 아이가 많습니다.

운동이 성장에 도움을 주는 이유는 신체의 균형 있는 발달을 돕기 때문입니다. 뼈만 길어진다고 키가 크는 게 아닙니다. 이를 지탱해 줄 근육과 인대가 함께 늘어나야 건강하게 자랄 수 있지요. 규칙적인 유산소 운동, 예를 들어 줄넘기, 농구, 수영, 배드민턴, 철봉 매달리기 같은 운동은 성장판을 자극하고, 성장호르몬의 분비를 활발하게 만들어줍니다. 축구 역시 전신 유산소 운동이기 때문에 키 성장에 유리한 조건을 만들어줄 수 있습니다.

그런데 왜 키가 안 크는 운동이라는 선입견이 생겼을까요? 가장 큰 이유로 축구에만 있는 '태클' 동작을 꼽을 수 있습니다. 선수 생활을 할 정도로 깊이 빠진 아이들은 상대팀의 격한 태클 때문에 잦은 하체 부상에 노출됩니다. 한창 클 나이에 인대가 늘어나거나 뼈에 금이 가거나 부러지는 등의 부상이 잦으면 아무래도 성장에 빨간불이 켜질 수 있지요.

또한 축구는 플레이 타임이 긴 종목이라, 어쩔 수 없이 장시간 고강도 운동에 노출됩니다. 적절한 운동은 성장판을 자극해 세포 분열이 활발해지도록 돕지만, 과도한 압력이 장기간 지속되면 성장판이 압박을 받아 오히려 제대로 자라기 어려워질 수 있습니다. 즐겁게 뛰노는 수준의 활동이나 주 1~2회 클럽 활동 정도라면 괜찮지만, 프로 선수처럼 매일 몇 시간씩 반복되는 고강도 훈련은 몸에 무리가 갈 수 있으니 적절하게 조절해 주도록 하세요.

키가 잘 크지 않는 운동 종목도 존재할까요? 대부분의 운동은 어떤 의미에서든 키 성장에 도움을 주지만, 몇몇 가지 권장하지 않는 운동도 있습니다. 바로 역도나 마라톤, 기계체조가 그것입니다. 이런 운동은 종목 특성상 성장판에 과도한 압력을 주거나 관절에 부담을 주므로 키 성장에 도움이 되지 않습니다. 무거운 물건을 들거나 지칠 때까지 지속하는 운동, 여러 관절에 체중이 걸리는 운동은 되도록 지양하는 편이 낫습니다.

여아의 발레 레슨은 도움이 될까?

발레는 키 성장에 직접적으로 영향을 주는 운동은 아닙니다. 연구에 따르면 발레 같은 무용이나 댄스 훈련이 키 성장의 속도나 최종 신장에 큰 변화를 주지는 않는다고 합니다. 오히려 고강도 발레 훈련을 하는 아이 중 일부는 영양 부족이나 체중 감소 때문에 성장이 더뎌지거나 사춘기가 지연될 수 있다는 연구가 있을 정도입니다.

그러나 가볍게 즐기는 정도에서는 발레도 좋은 운동입니다. 특히 자세 교정과 근력 강화에 탁월한 효과가 있습니다. 골반과 척추 정렬을 바로잡아 성장판에 가해지는 불균형한 압력을 줄이고, 몸 전체가 길어지는 방향으로 발달하게 도와줍니다. 균형 잡힌 전신 근육 사용을 유도하는 것도 장점입니다. 척추를 곧게 세우는 자세를 취해 신체가 더 길고 탄탄해 보이게 하는 효과도 있습니다. 이 때문에 발레를 꾸준히 하면 키가 커지는 것처럼 보이고, 자세가 좋아짐에 따라 실제 키도 조금 더 커질 수 있습니다.

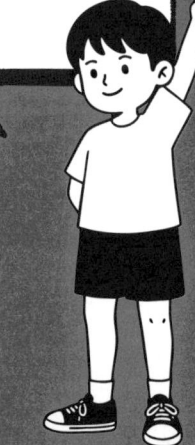

005

성장 주사를 며칠 빼먹었는데 어쩌죠?

☑ 일정한 리듬을 유지하는 게 핵심
☑ 감기 등으로 이틀이나 사흘 정도는 중지 가능
☑ 때를 놓쳤다고 추가로 두 배를 맞아서는 안 돼

성장호르몬 주사는 거의 매일 맞게끔 처방이 나갑니다. 그러나 워낙 장기간 지속되는 치료라 중간중간 감기 등 일시적인 이유로 며칠 쉬는 경우가 발생합니다. 이런 정도라면 크게 우려할 필요가 없습니다. 다만 깜빡하는 나날이 반복되거나, 장기간 주사를 중단하게 되면 호르몬 효과가 불규칙해져 성장에 지장을 줄 수 있습니다. 이틀이나 사흘 정도의 단기간 중단은 큰 영향을 주지 않지만, 그 이상으로 기간이 벌어지면 기껏 끌어올린 효과가 떨어질 수 있습니다. 연휴나 병원 휴진일 등을 고려해 평소부터 여유 있게 준비하는 것이 바람직합니다.

만약 중간에 놓쳤다고 해서 새로 맞을 때 추가로 보충해 두 배를 맞거나 하루에 두 번 맞아서는 안 됩니다. 다시 시작할 때도 원래 정해진 용량대로 쭉 이어 나가도록 하세요.

급성 질환이 생기거나 큰 수술을 하는 등의 특별한 상황에서는 주사를 잠시 중단하기도 합니다. 수술이나 전신마취 같은 큰 신체적 스트레스 상황에서 성장호르몬을 투여하면 오히려 사망률이 높아진다는 연구 결과가 있기 때문입니다. 수술 범위나 아이의 건강 상태에 따라 정확한 중단 기간은 달라질 수 있습니다. 예를 들어 편도절제술이나 골절 수술은 전신 마취와 감염 위험이 있기 때문에, 담당 의사와 상의해 주사를 중단하게 됩니다.

가벼운 감기 증상이 있을 때는 주사를 계속 맞는 것이 원칙 입니다. 약간의 열과 코막힘, 기침 등 일반적인 감기 증상만 있는 경우에는 주사의 안전성이나 효과에 큰 영향을 주지 않기 때문에 굳이 중단할 필요 없습니다. 다만 고열이 지속되거나 구토, 심한 두통, 전신 쇠약감 같은 증상이 동반된다면 하루이틀 정도 쉬어도 괜찮습니다. 그러나 이런 경우에도 너무 오래 쉬지 말고 빠르게 투여를 재개하는 것이 좋습니다.

아토피성 피부염이 있는 아이도 주사 치료 자체를 금하지는 않습니다. 심각한 부작용 보고 사례가 거의 없기 때문입니다. 다만, 주사 부위 피부 상태가 좋지 않으면 감염 위험이 커질 수 있으니 주사 부위 관리에 특히 주의해야 합니다.

성장호르몬 주사는 복부, 허벅지, 팔, 엉덩이 등 피하지방이 있는 부위에 놓되, 매일 위치를 조금씩 바꿔가며 주사해야 합니다. 같은 부위에 반복적으로 주사하면 피부 반흔이나

쑥쑥 크는 아이는 이유가 있다

섬유화가 생길 수 있습니다. 주사 후 알코올 솜으로 10초 이상 눌러 감염을 예방하는 것도 중요합니다. 또한, 일부 약물 (스테로이드, 당뇨병 치료제 등)과의 상호작용 가능성도 있으므로, 현재 복용 중인 약이 있다면 반드시 의료진과 상의해야 합니다.

TIP **성장호르몬 주사 유의점**

성장호르몬 주사는 일반적으로 매일 밤 취침 전에 집에서 직접 맞습니다. 우리 몸의 성장호르몬은 원래 밤에 깊이 잠든 시간대(밤 10시~새벽 2시)에 가장 많이 분비되기 때문에, 주사도 이 리듬에 맞춰 밤 9시~10시경 맞는 것이 좋습니다. 매일 주사를 맞는 것이 번거롭거나 아이에게 스트레스로 다가올 수 있지만, 일정한 시간에 규칙적으로 투여하는 것이 치료 효과를 극대화하고, 혈중 농도를 안정적으로 유지하는 핵심입니다. 이 과정을 통해 건강한 수면 습관과 성장 루틴을 함께 잡아가는 효과도 기대할 수 있습니다.

006

주사 맞아도 안 자라는 경우가 있다던데요?

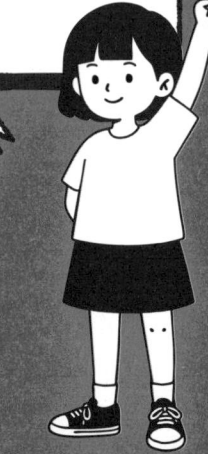

☑ 질환이 있는 경우에만 효과가 뚜렷
☑ 건강한 아이는 효과가 적거나 없을 수 있어
☑ 치료 전 전문가 진단이 중요

성장호르몬 주사를 맞는다고 해서 모두가 눈에 띄게 키가 크는 것은 아닙니다. 이 치료는 원래 성장호르몬 결핍증이나 특정 저신장 질환을 가진 아이들을 위해 고안된 것으로, 이러한 아이들에게는 효과가 확실히 나타납니다. 그러나 건강에 특별한 이상이 없는 아이들이 단순히 키를 더 키우고 싶다는 이유만으로 주사를 맞는 경우, 기대한 만큼의 효과를 보지 못할 가능성이 높습니다.

최근 통계에 따르면 성장호르몬 주사를 맞는 아이들 중 약 60%는 실제로 저신장 진단을 받지 않은 일반 아이들이라고 합니다. 그러니 주사를 맞아도 키 성장이 뚜렷하게 나타나지 않는다는 말들이 많을 수밖에 없습니다.

게다가 의학적으로 성장호르몬 결핍이 확실해 치료에 들어가더라도 효과를 못 보는 케이스도 간혹 있습니다. 단순히 호르몬뿐만 아니라 나이, 성장판의 열림 여부, 유전적인 키 예측, 주사 시작 시기와 지속 기간 등 여러 요인이 성장에 복합적으로 작용하기 때문입니다. 더불어 스트레스, 수면, 영양, 운동 등 생활습관도 결과에 큰 영향을 미치지요. 상황에 따라 치료 결과가 달라질 수 있다는 뜻입니다.

성장호르몬 치료는 전문의의 정밀한 진단과 처방을 통해 신중하게 결정해야 합니다. 예상 키가 작다는 이유로 무분별하게 사용하거나 예상 수치를 넘어선 정도까지 기대하는 것은 바람직하지 않습니다. 부작용의 가능성도 존재하므로, 충분한 설명과 이해 없이 주사 치료를 시작하는 것은 피해야 합니다.

007

뼈가
부러지면
키가 잘
안 큰대요!

☑ 뼈 재생과 키 성장 메커니즘은 달라
☑ 성장판 손상이 없으면 큰 문제 없어
☑ 상처 부위가 성장판 근처라면 빠른 진단과 치료가 중요

한창 아슬아슬한 놀이를 즐기는 아동기에는 인대가 늘어나거나 뼈가 부러지는 일이 종종 있습니다. 그나마 팔이면 괜찮은데 다리나 발목에 이상이 생기면 자연스러운 키 성장에 제동이 걸릴까 봐 불안해하는 부모가 많지요. 하지만 크게 걱정할 필요는 없습니다. 부러진 뼈의 재생 과정과 키 성장 과정은 전혀 다른 생물학적 메커니즘을 가지고 있기 때문입니다. 이 둘을 구분해서 이해하는 것이 중요합니다.

뼈가 부러지면 우리 몸은 손상된 부위를 빠르게 복구하기 위해 노력합니다. 뼈를 구성하는 세포들이 활발히 작용해 골절된 부분을 다시 이어 붙이고, 칼슘으로 에워싸 단단한 상태로 만듭니다. 이러한 재생 과정은 뼈 전체에서 일어납니다. 반면, 키가 크는 성장 과정은 성장판이라는 특별한 부위에서만 일어납니다. 성장판은 뼈의 양끝에 존재하는 연골판으로, 이곳에서 새로운 뼈세포가 형성되며 뼈가 길어지고 결과적으로 키가 자라지요.

문제가 되는 것은 골절 부위가 바로 이 성장판을 침범했을 경우입니다. 성장판에 손상이 생기면 연골세포의 증식과 뼈

쑥쑥 크는 아이는 이유가 있다

의 성장 속도가 감소하거나 멈출 수 있고, 심한 경우 비대칭 성장, 성장 정지, 휘어짐(변형) 등의 문제가 발생할 수 있습니다. 실제로 전체 소아 골절의 약 15~30%는 성장판 골절로 보고되며, 이 중 일부는 성장 장애로 이어질 수 있습니다. 따라서 골절의 위치와 손상 정도에 따라 전문적인 진단과 치료가 필요합니다.

단순한 골절이나 성장판 이외 부위의 손상은 적절한 치료를 받는다면 대부분 정상적으로 회복되고, 성장에도 큰 영향을 미치지 않습니다. 치료 후에도 키가 잘 자라는 아이들이 훨씬 더 많습니다. 특히 성장판 손상이 없었다면, 뼈가 부러졌더라도 이전처럼 키가 잘 클 수 있습니다.

성장호르몬 주사나 성조숙증 억제 주사 치료 중에 아이가 다쳤다고 해서 반드시 주사를 중단해야 하는 것도 아닙니다. 단순 타박상이나 근육통, 가벼운 염좌, 멍 등은 주사 치료를 계속해도 무방하며, 치료 효과에도 영향을 주지 않습니다. 다만 골절 부위에 수술이 필요한 경우, 전신마취나 감염 우려가 동반될 경우에는 일시적 중단을 고려할 수 있습니다.

008

성장통이 없으면 키가 작다는 게 진짜예요?

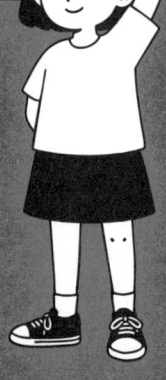

☑ 성장통이 성장의 지표는 아님
☑ 성장통은 뼈보다 느리게 자라는 근육과 인대가 문제
☑ 성장통으로 잠을 못 잔다면 적극적 치료가 필요

많은 사람들이 "우리 아이는 성장통이 아직도 없다는데 최종 키가 작을까 걱정이에요" 또는 "성장통이 심하니 키가 더 크겠죠?"라고 묻습니다. 그러나 의학적으로 성장통과 키 성장 간에 뚜렷한 상관관계는 입증되지 않았고, 여러 환자를 만나본 경험상으로도 성장통이 성장의 유용한 지표는 아닙니다.

성장통은 보통 만 3세부터 12세 사이의 성장기 어린이에게 나타나는 통증으로, 주로 양쪽 다리, 특히 정강이나 무릎 주변, 허벅지, 종아리 등에서 저녁이나 밤에 발생하는 경우가 많습니다. 뼈가 자라느라 아픈 거라는 속설이 있지만, 사실은 뼈보다 느리게 자라는 근육이나 인대가 긴장되거나 늘어나면서 일시적인 불균형이 생겨 통증이 유발되는 것입니다.

성장통이 있다고 해서 반드시 키가 많이 크는 것이 아니며, 반대로 성장통을 한 번도 경험하지 않았다고 해서 키가 작은 것도 아닙니다. 실제로 키가 큰 아이 중 성장통을 겪은 적이 전혀 없는 경우도 많고, 성장통이 심했던 아이가 오히려 평균 이하에 머무는 사례도 적지 않습니다.

성장통이 너무 심한 나머지 잠을 제대로 못 자거나 스트레스를 받아 성장호르몬 분비에 방해가 되는 경우도 있습니다. 통증이 지속되어 괴롭다면 성장 클리닉에 방문해 적절한 치료와 관리를 받기를 권합니다.

쑥쑥 크는 아이는 이유가 있다

팩트 체크로
성장의 골든 타임을 지키세요

"분유를 먹이면 키가 쑥쑥 큰다던데요."

"성장통이 있어야 키가 큰대요."

"축구 같은 운동을 많이 하면 키가 안 큰다고 하던데요."

키 성장에 관한 속설은 끝도 없이 이어집니다. 평소에는 대수롭지 않게 넘기지만, 막상 우리 아이가 또래보다 키가 작아 보이거나 성장 속도가 느린 듯하면 불안한 마음에 이런 말들이 자꾸 떠올라 혼란스러워지기도 합니다.

"그 집 애는 홍삼을 먹였더니 키가 컸대요."

"운동을 너무 많이 시키면 안 커요. 우리 아이가 그랬거든요."

경험담으로 전해지는 이야기는 더욱 설득력 있게 들리곤 합니다. 개인의 체험이 모든 아이에게 동일하게 적용되는 과학적 사실이 아님에도 불구하고 마음이 흔들립니다.

그러나 속설은 어디까지나 속설일 뿐입니다. 특정 음식이나 운동 하나로 성장 결과를 단정하기는 어렵지요. 문제는 이런 속설을 잘못 믿고 안심하거나 치료 시기를 놓치는 경우입니다. 예를 들어 군대 가서 더 클 수 있다거나 초경이 늦어야 키가 크게 자란다는 이야기에 기대어 무작정 기다리면, 정작 중요한 시기를 놓칠 수 있습니다. 성장에는 분명한 '골든 타임'이 존재하며, 성장판이 닫히고 난 뒤에는 어떤 치료도 효과가 떨어집니다.

아이의 성장 속도와 키는 단순히 외형적 요인에 그치지 않습니다. 또래보다 현저히 작은 체격은 자존감, 또래 관계, 정서적 안정에도 영향을 미칩니다. 부모님이 불안해하는 이유도 여기에 있지요. 주변에서 들리는 수많은 이야기에 더 혼란스러울 수 있습니다.

쑥쑥 크는 아이는 이유가 있다

하지만 성장이라는 기회는 단 한 번뿐이며, 시간을 되돌릴 수는 없습니다. 속설과 경험담보다 과학적으로 검증된 정보, 그리고 전문가의 정확한 진단에 기대는 것이 가장 안전하고 현명한 선택입니다.

아이의 성장 곡선을 지켜내는 일은 단지 키 몇 센티미터의 문제가 아니라, 아이의 전인적 발달과 미래를 보호하는 과정입니다. 부모님의 세심한 관심과 적절한 시기의 전문 상담이야말로 아이에게 줄 수 있는 가장 큰 선물임을 기억하기를 마지막으로 부탁드립니다.

현장에서 아이들의 발달을 세밀하게 관찰해 온 재활의학과 전문의들이, 동시에 엄마로서의 시선으로 쌓아온 경험을 담아낸 책입니다. 과학적 근거와 따뜻한 현실감이 공존하는 이 책은 부모들이 발달의 과정을 이해하고 아이의 잠재력을 존중하는 데 든든한 길잡이가 될 것입니다.

— 삼성서울병원 재활의학과 주임교수 · 소아재활의학전문의 권정이

• • •

높은 데서 떨어지는 꿈을 꾸면 혼쭐났지만 깨고 나서는 흐뭇했습니다. 하루에 우유 1리터 이상을 마시고 배가 아파도 더 마셔야지 했습니다. 키가 큰다기에요. 어찌 소년, 소녀의 마음만 그랬겠습니까. 나란한 줄 속 우리 아이만 작아 보일 때 부모의 심정은 어떨까요? 잘 먹이고 잘 입혀도 늘 보기에 안쓰러운 게 부모의 심경이거늘, 아이가 튼튼히 키 클 수만 있다면 무엇을 못할까요. 그런데 여기에 얼마나 부모들이 박수 치고 환호할 일이 생겼는지 모릅니다. 바로 자녀 키를 쑥쑥 키울 수 있는 의학 정보와 노하우가 담긴 책이 나왔으니 말입니다. 우리 시대 매우 특별한 클리닉으로 아이를 쑥쑥 자라나게 하고 엄마의 기쁨을 쑥쑥 키워주었던 조유나 원장님이 그 밀리고 바쁜 진료 시간과 연구 시간을 걸머진 채 이 책을 출간한다는 것은 의사로서의 사명감이기도 하지만 조유나 원장님 개인의 큰 책임감이기도 할 것입니다. 존경의 박수를 보냅니다.

— KBS 아나운서 김병찬

· · ·

운동선수의 성장도, 아이의 성장도, 결국 타이밍을 잘 잡느냐에 달려 있습니다. 이 책은 아이의 성장 골든 타임을 놓치지 않기 위한 과학적 전략은 물론, 성장에 대한 기본적인 궁금증에 대한 답이 매우 실용적으로 정리되어 있습니다. 올바른 성장의 방향을 찾고 싶은 모든 부모님께 추천합니다.

— 유도 금메달리스트 · 동서울대학교 경호스포츠학과 교수 김재엽

· · ·

수많은 정보의 홍수 속에서 진실된 내용을 찾기란 쉽지 않습니다. 이 책은 부모님들이 성장 클리닉에서 미처 묻지 못한 질문들, 평소 궁금해했던 성장 관련 의문들을 명쾌하게 짚어줍니다. 전문성과 실용성을 갖춘, 부모라면 꼭 한 번 읽어봐야 할 교과서 같은 책입니다.

— 대전을지대학교병원 소아청소년과 교수 김주영

· · ·

성장의 길목에서 부모가 반드시 알아야 할 핵심 정보를 쉽고, 명료하게 풀어낸 책입니다. 성장 치료를 둘러싼 수많은 궁금증과 걱정에 답하면서도, 아이의 몸과 마음을 함께 바라보는 균형 잡힌 관점을 제시합니다. 의료 전문가로서도, 부모로서도 자신 있게 권할 수 있는 신뢰도 높은 성장 안내서입니다.

— 세계여자의사회 전 회장 · 연세대학교 의과대학 명예교수 박경아

· · ·

아이들 성장에 대한 부모님의 관심이 지대한 요즘, 잘못된 의학 정보가 걸러지지 않고 돌아다니는 것이 걱정되던 차에 이번 저서의 출간은 올바른 지식

과 정보 전달에 길잡이가 될 매우 반가운 소식입니다. 임상 경험과 근거 중심 의학을 기준으로 풀어낸 이 책은 부모님들이 쉽게 이해할 수 있도록 구성되었습니다. 정확한 정보 전달과 소통, 두 가지 목적을 모두 이루었다고 평가되는 이번 저서를 아이들 성장에 관심 있는 모든 분께 적극 추천합니다.

— 연세대학교 강남세브란스병원 척추병원장 박윤길

• • •

성장은 수치가 아니라, 아이의 몸과 마음이 함께 자라는 예술입니다. 재활 의학 전문의이자 엄마인 저자는 성장판이 열려 있는 시간보다, 마음을 열어주는 이해가 더 큰 힘이 된다고 말합니다. 『쑥쑥 크는 아이는 이유가 있다』는 과학과 사랑이 만나는 성장의 기록입니다.

— 연세대학교 강남세브란스병원 재활의학과 교수 박중현

• • •

요즈음 아이를 키우는 부모들은 자녀의 키가 얼마나 클지에 대해 큰 관심을 가지고 있습니다. 모든 부모는 아이가 건강하게 자라서 키도 크고 멋진 성인으로 성장하기 바랍니다. 그러나 대부분의 부모는 자녀의 성장을 돕기 위해 무엇을 어떻게 해주어야 하는지 잘 알지 못해 궁금해합니다. 이에 조유나, 노수진 선생님은 진료실에서 부모들이 자주 하는 질문을 중심으로 아이들의 성장에 관한 궁금증을 풀어주는 책을 집필했습니다.

『쑥쑥 크는 아이는 이유가 있다』는 성장에 관한 의학적 지식을 바탕으로 총 5장으로 구성되어 있으며, 부모들이 이해하기 쉽게 설명하는 형식으로 이루어져 있습니다. 특히 성장과 유전의 관계, 성장호르몬에 대한 궁금증, 음식 섭취와 성장의 관계, 생활습관과 성장의 관계 등을 자세하고 알기 쉽게 다루고 있습니다. 두 저자는 아이를 키우는 엄마로서, 또 소아를 진료하는 의사로서 부모들의 마음을 누구보다 잘 이해하고 있습니다. 그렇기에 이 책은 아이를 키우는 모든 부모에게 깊은 공감과 실질적인 도움을 줄 수 있을 것입니다.

또한 저자들은 소아재활 진료를 하면서 대한성장의학회 회원으로 활발히 활동하고 있으며, 아이들의 발달에 대한 해박한 지식과 풍부한 임상 경험을 바탕으로 이 책을 집필하였습니다. 따라서 『쑥쑥 크는 아이는 이유가 있다』는 성장기 아이를 둔 부모는 물론 소아 진료를 담당하는 의료인들에게도 유익한 지침서가 될 것입니다. 두 저자가 심혈을 기울여 집필한 이 책을 기쁜 마음으로 추천하며, 이 책이 많은 부모님들이 자녀를 올바르게 성장시키는 데 큰 도움이 되기를 바랍니다.

― 연세대학교 의과대학 명예교수 · 전 세계재활의학회 회장 박창일

• • •

아이의 건강한 성장은 모든 부모의 가장 큰 바람 중 하나입니다. 『쑥쑥 크는 아이는 이유가 있다』는 이러한 바람을 실현하기 위한 과학적이고 실천적인 지침을 제공하는 책으로, 과학적 근거와 실제 사례를 통해 알기 쉽게 풀어낸 책입니다.

이 책은 단순히 키를 키우는 방법을 소개하는 데 그치지 않고, 아이의 신체적 성장뿐 아니라 정서적 안정과 생활습관까지 포괄적으로 다룹니다. 조유나 원장님은 성장 클리닉에서의 풍부한 경험을 바탕으로 성장에 영향을 미치는 다양한 요인-영양, 수면, 운동, 스트레스, 자세, 호르몬 등-을 알기 쉽게 설명하며, 부모가 일상에서 실천할 수 있는 구체적인 방법을 제시합니다.

특히 성장기 아이를 둔 부모들이 흔히 가지고 있는 궁금증들, 예를 들어 "우리 아이는 얼마나 클까요?", "성장 클리닉에 꼭 가야 하나요?", "성장에 도움이 되는 식단 및 생활습관은 무엇인가요?" 같은 질문에 대해 명확하고 근거 있는 답변을 제공합니다. 또한, 잘못된 정보나 상업적 광고에 흔들리지 않고, 근거

없는 속설로부터 아이의 건강을 지킬 수 있도록 질문과 답변의 형식으로 신뢰할 수 있는 가이드를 전달합니다.

의학적 지식과 실제 사례가 균형 있게 담겨 있어, 전문적인 내용을 처음 접하는 독자도 부담 없이 읽을 수 있으며, 아이의 성장에 대해 보다 깊이 이해하고 올바른 방향으로 이끌 수 있는 힘을 줍니다.

아이의 건강한 미래를 위해, 그리고 부모로서의 역할을 더욱 잘 수행하기 위해, 『쑥쑥 크는 아이는 이유가 있다』는 꼭 한 번 읽어야 할 책입니다. 아이의 성장에 관심 있는 모든 분께 이 책을 진심으로 추천합니다.

― 연세대학교 세브란스병원 소아정형외과 교수 박훈

• • •

성장에는 골든 타임이 있습니다. 이 책은 그 소중한 시간을 놓치지 않도록, 부모와 아이가 함께 걸어가야 할 길을 섬세하게 안내합니다. 흔한 속설이나 불확실한 정보가 아닌, 의학적으로 검증된 근거와 풍부한 임상 경험을 바탕으로, 지금 부모가 무엇을 할 수 있을지 명확한 방향을 제시해 줍니다. '그때 알았더라면' 하는 후회 없이, 내 아이에게 꼭 필요한 성장을 준비하고 싶은 모든 부모에게 이 책은 따뜻하고 믿을 수 있는 길잡이가 되어줄 것입니다.

― 연세아우어정신건강의학과 원장 · 소아정신과전문의 안재은

• • •

성장에서 가장 중요한 건 아이의 '가능성'을 언제 어떻게 끌어올리느냐입니다. 아이를 키우는 아버지 입장으로 봤을 때 이 책은 수많은 성장 사례를 바탕으로 성장의 구체적인 전략을 명확히 제시하며, 의료진뿐 아니라 부모님이 함께 고민하고 결정할 수 있도록 돕는 든든한 성장 가이드입니다.

― 대한체육회장 · 탁구 금메달리스트 유승민

. . .

'때가 되면 큰다'며 기다리거나, '곰국을 먹으면 큰다더라'라는 미신에 기대던 시절도 있었습니다. 하지만 이제는 민간요법이나 입소문보다, 체계적인 정보를 바탕으로 한 현명한 선택이 필요한 시대입니다. 성장 클리닉에서 풍부한 경험과 전문성을 쌓아온 두 원장님의 정확하고 검증된 로드맵이 부모님의 든든한 길잡이가 되어줄 것입니다.

— 인타임즈인 대표이사 · 제4대 스페셜올림픽코리아 회장 이용훈

. . .

저를 포함해 성장기 자녀를 둔 부모는 자녀가 건강하고 온전하게 클 수 있기를 바라는 마음으로 여러 정보를 찾게 됩니다. 다양한 성장 관련 질문과 답변이 온라인에 넘쳐나지만, 어떤 내용이 근거가 있을지 의문이 앞섭니다. 이 책은 진료 현장에 계신 의사 선생님들이 의학에 기반한 내용과 실제 성장 진료 경험을 바탕으로 더욱 신뢰할 수 있는 정보를 담아내고 있습니다. 부모의 따뜻한 사랑의 마음을 담아 다른 많은 부모에게 성장 관련 고민과 그에 대한 해답을 공유하고자 함이 느껴집니다. 골연령 검사 등 진료실에서의 궁금증은 물론, 건강한 성장을 위한 집에서의 생활습관 등에 대한 방향을 친절하게 제시하고 있습니다. 이 책을 통해 많은 부모의 성장 관련 궁금증이 해소되리라 기대합니다.

저는 아이들의 성장 및 근골격 건강과 관련한 의료 인공지능들을 만들면서 의료 일선에서 우리들의 건강을 위해 수고와 노력을 아끼지 않으시는 의사 선생님들을 많이 뵙습니다. 의료 현장은 물론, 이렇게 책을 통해서도 널리 건강한 성장을 위해 궁금한 부분들을 풀어드리고자 하는 노력에 부모 입장으로서도 감사한 마음입니다.

— ㈜크레스콤 대표 · 공학박사 이재준

· · ·

성장 관련 질환을 진단하는 데 있어 가장 중요한 것은 정확한 정보입니다. 뼈나이와 성장판을 비롯한 데이터는 성장의 해답을 담고 있습니다. 이 책은 성장과 관련된 임상 진단과 과학적 근거를 쉽고 체계적으로 설명해, 전문가와 일반 독자 모두에게 유익합니다.

저 역시 아이를 키우는 부모로서, 성장에 관심 있는 모든 부모님들이 성장에 대한 올바른 이해를 원한다면, 성장 클리닉을 방문하기 전에 꼭 이 책을 먼저 읽어보시길 권합니다.

— 연세대학교 신촌세브란스병원 영상의학과 교수 이주희

· · ·

임상 경험이 풍부한 전문의들이 부모가 반드시 알아야 할 성장의 핵심을 쉽고 정확하게 풀어낸 책입니다. 바쁜 의료 현장에서 놓치기 쉬운 지식을 꼼꼼하게 정리했으니, 혼란스러운 정보 속에서 중심을 잡기 버거운 부모님께 신뢰할 만한 이정표가 될 것입니다.

— 대한종합병원협회장 · 강남병원장 정영진

· · ·

아이의 키는 단순한 수치가 아니라, 부모의 애정과 관심이 쌓여 이룬 결실입니다. 이 책은 아이의 성장을 조급함이 아니라 이해와 신뢰로 바라볼 수 있도록 도와주는 훌륭한 길잡이입니다. 몸도 마음도 미래를 향해 쑥쑥 자라날 아이들을 위해, 부모님께 일독을 권합니다.

— 배우 최수종

· · ·

성장과 발달은 숫자나 도표로만 설명될 수 없는 기적의 과정입니다. 아이 한 명, 한 명이 가진 고유한 시간표와 리듬이 있으며, 그 속에서 부모와 아이는 함께 배우고 자라납니다. 『쑥쑥 크는 아이는 이유가 있다』는 의학의 언어로 시작했지만, 결국 마음의 언어로 다가옵니다. 그런 여정을 함께하는 이들에게 아이의 성장을 바라보는 마음의 방향을 제시해 줄 것입니다. 이 책을 통해 아이가 자라는 모든 순간을 조금 더 이해하고, 사랑하는 계기가 되기를 바랍니다.

— 대전을지대학교병원 소아성장발달센터 재활의학과 교수 황상원

쑥쑥 크는 아이는 이유가 있다

초판 1쇄 발행 2025년 12월 15일
초판 2쇄 발행 2025년 12월 23일

지은이 조유나·노수진
발행인 강선영·조민정
펴낸곳 (주)앵글북스
디자인 강수진

주소 서울시 종로구 사직로8길 34 경희궁의 아침 3단지 오피스텔 407호
문의전화 02-6261-2015
메일 contact.anglebooks@gmail.com

ISBN 979-11-94451-29-7 13510